降血糖实践妙招

降三高枕边书系列

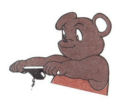

[日] 板仓弘重 著
黄晶晶 译

江苏凤凰科学技术出版社

图书在版编目（CIP）数据

降血糖实践妙招 /（日）板仓弘重著；黄晶晶译
. -- 南京：江苏凤凰科学技术出版社，2017.5
ISBN 978-7-5537-7949-2

Ⅰ.①降… Ⅱ.①板… ②黄… Ⅲ.①糖尿病-防治
Ⅳ.①R587.1

中国版本图书馆CIP数据核字(2017)第016600号

SENMONI GA OSHIETEKURERU！MURINAKU KETTOUCHI WO SAGERU！200% NO URAWAZA JISSENHEN
Copyright © HIROSHIGE ITAKURA 2014
All rights reserved.
Originally published in Japan by NITTO SHOIN HONSHA CO.,LTD.
Chinese (in simplified character only) translation rights arranged with NITTO SHOIN HONSHA CO.,LTD.
through CREEK & RIVER Co., Ltd.
Simplified Chinese copyright ©2017 by Phoenix-HanZhang Publishing and Media (Tianjin) Co., Ltd.

江苏省版权局著作权合同登记 图字：10-2016-528号

降血糖实践妙招

著　　　者	［日］板仓弘重
译　　　者	黄晶晶
责 任 编 辑	樊　明　　陈　艺
责 任 监 制	曹叶平　　方　晨

出 版 发 行	凤凰出版传媒股份有限公司
	江苏凤凰科学技术出版社
出版社地址	南京市湖南路1号A楼，邮编：210009
出版社网址	http://www.pspress.cn
经　　　销	凤凰出版传媒股份有限公司
印　　　刷	北京文昌阁彩色印刷有限责任公司

开　　　本	880 mm×1 230 mm　　1/32
印　　　张	6.5
字　　　数	177 000
版　　　次	2017年5月第1版
印　　　次	2017年5月第1次印刷

标 准 书 号	ISBN 978-7-5537-7949-2
定　　　价	32.80元

图书如有印装质量问题，可随时向我社出版科调换。

前言

糖尿病是令当代人最恐惧的慢性病之一。

据日本厚生劳动省（日本负责医疗卫生和社会保障的主要部门）统计，2013年日本糖尿病患者人数达到950万，包括糖尿病后备军在内的2050万人正面临着罹患糖尿病的风险。

在过去的10~20年里，这个数字在持续地急速增长。现在，每6个成年人里就有1个人面临着罹患糖尿病的危险。日本人的体质比欧美人更容易出现血糖升高的症状，糖尿病和糖耐量异常可谓日本人的"国民病"。

糖尿病患者数量持续增长的原因，跟患者没有明确的自觉症状（指患者本人对病痛感觉到的异常状态，如疼痛、发烧、心悸、眩晕、吐痰等）有较大关系。在年度体检中，虽然被医生告知"血糖偏高，需要注意"，但是因为身体并没有出现异常，就置之不理了。但是经过长年累月的积累，疲惫不堪的胰腺终于在某一天坚持不住了，于是病症便随之爆发了。

因此，一旦发现血糖值偏高，就要及早采取控制血糖的措施，这一点至关重要。如果能重新检视每天的生活，改善不良饮食习惯和运动不足的状态,其实高血糖患者就能很容易恢复到健康状态。

不过,只要一想到要控制饮食,或是进行自己不擅长的运动,很多人便皱起了眉头。常常三天打鱼,两天晒网,甚至,有很多人从一开始就选择了放弃。

本书搜罗了一些可以轻松做到控制饮食和健康运动的"绝密妙招",可以说是一本专门为了那些选择放弃的人准备的指南书。

本书中采用的血糖控制法非常简单,无论谁都能坚持下去。你一定会改变控制血糖难的观念,"哎呀,原来这样就可以啦!那我一定做得到!"

当然,本书中的血糖控制方法并不需要糖尿病患者每一条都完全照做。只要每天都用一点儿心,积累起来一定会看到成果。亡羊补牢,为时未晚,请大家从今天开始行动起来吧!

目录

第1章 糖尿病的基础知识

人体会自然调节血液中的糖分············ 12

胰腺功能缺失会导致高血糖············ 14

是糖尿病还是后备军············ 16

餐后血糖值高也要检查············ 18

"糖化血红蛋白"化验············ 20

后备军更不能掉以轻心············ 22

糖尿病不能完全治愈············ 24

注意"隐性糖尿病"············ 26

暴饮暴食、偏食、进食过快············ 28

选用血糖自测仪监测血糖············ 30

了解理想的血糖值规律············ 32

高血糖的危险信号············ 34

苹果型肥胖者要注意············ 36

计算BMI············ 38

代谢综合征是糖尿病的劲敌············ 40

降血糖实践妙招

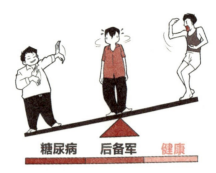

警惕消瘦型糖尿病	42
注射胰岛素或服用口服药	44
最好的医生是你自己	46
糖尿病&后备军的危险度测试	48
专栏 1	50

第2章 饮食疗法降血糖

不自觉的过食和偏食很危险	52
吃牛排，不吃面条	54
抑制血糖急速上升的饮食方法	56
"一日五餐"法更优	58
请大家习惯吃"硬东西"	60
给"我的餐具"减肥	62
了解标准的热量值	64
保持理想的营养均衡	66
食品餐后血糖值上升指数—GI	68

找到适合的优良 GI 食物	70
注意美食中隐藏的"罪犯"	72
不可彻底拒绝零碳水化合物	74
"黑"谷类要每日食用	76
将早上的吐司换成香蕉	78
毫不犹豫地点荞麦面	80
把重头戏放在午餐	82
吃肉要少量且注重质量	84
烹饪肉食,首选"蒸""煮"	86
烤肉最好是烤羊肉	88
苦瓜是糖尿病的民间药方	90
生吃洋葱降血糖	92
控糖之王——灰树花	94
多吃绿、红、白色蔬菜	96
膳食纤维宝库——海藻	98
重新认识青色鱼的作用	100

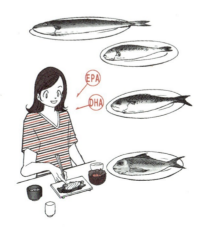

多食鱿鱼、章鱼、贝类 …………………… 102

三大降糖水果 …………………………… 104

用橄榄油，不用色拉油 …………………… 106

在基本调味料上下足功夫 ………………… 108

醋和咸梅干是佼佼者 ……………………… 110

肉桂对高血糖有特效 ……………………… 112

巧妙应对酒水的小妙招 …………………… 114

到底该喝哪种酒 …………………………… 116

把甜食挪到"间餐" ……………………… 118

有益于控制血糖的甜点 …………………… 120

零食要买小包装 …………………………… 122

选择零热量饮料 …………………………… 124

请选择会标明热量的饭店 ………………… 126

不选单品，选套餐 ………………………… 128

专栏 2 …………………………………… 130

第 3 章 对糖尿病有效的运动和放松

运动疗法降血糖 …………………………… 132

有氧运动和轻度力量锻炼 ………………… 134

一天中最佳的运动时间 …………………… 136

目标每天 10 分钟 ×3 次 ………………… 138

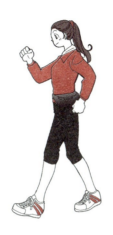

无需剧烈运动，走路最棒……………………… 140
巧妙转换运动时间……………………………… 142
在家躺着也能锻炼肌肉力量…………………… 144
上下班时间悄悄在车里锻炼…………………… 146
不把东西一次性买齐…………………………… 150
促进糖代谢的手部穴位………………………… 152
促进胰岛素分泌的耳部反射区………………… 154
改善高血糖的脚部穴位………………………… 156
来段"躺下体操"吧…………………………… 158
风雨无阻的"平地踏步"……………………… 160
"搓搓手"，胰腺更健康……………………… 162
"揉揉小腿"，加速血液循环………………… 164
专栏3……………………………………… 166

第4章 改善日常生活方式降血糖

压力累积使血糖值上升⋯⋯⋯⋯⋯⋯⋯⋯⋯⋯⋯⋯ 168
培养战胜压力的心理⋯⋯⋯⋯⋯⋯⋯⋯⋯⋯⋯⋯ 170
哭哭笑笑降血糖⋯⋯⋯⋯⋯⋯⋯⋯⋯⋯⋯⋯⋯⋯ 172
每天刷牙也降糖⋯⋯⋯⋯⋯⋯⋯⋯⋯⋯⋯⋯⋯⋯ 174
有效改善胰腺功能的泡澡法⋯⋯⋯⋯⋯⋯⋯⋯⋯ 176
先吃饭还是先泡澡⋯⋯⋯⋯⋯⋯⋯⋯⋯⋯⋯⋯⋯ 178
吃完就睡升血糖⋯⋯⋯⋯⋯⋯⋯⋯⋯⋯⋯⋯⋯⋯ 180
改善血糖,睡眠要足⋯⋯⋯⋯⋯⋯⋯⋯⋯⋯⋯⋯ 182
黑咖啡能有效预防糖尿病⋯⋯⋯⋯⋯⋯⋯⋯⋯⋯ 184
饭后喝绿茶或四番茶是好习惯⋯⋯⋯⋯⋯⋯⋯⋯ 186
试一试这些健康茶饮吧⋯⋯⋯⋯⋯⋯⋯⋯⋯⋯⋯ 188
只需喝水就能轻松减肥⋯⋯⋯⋯⋯⋯⋯⋯⋯⋯⋯ 190
香烟绝对要戒掉⋯⋯⋯⋯⋯⋯⋯⋯⋯⋯⋯⋯⋯⋯ 192
硫磺泉对慢性病有效⋯⋯⋯⋯⋯⋯⋯⋯⋯⋯⋯⋯ 194
树木的植物杀菌素可降糖⋯⋯⋯⋯⋯⋯⋯⋯⋯⋯ 196
已经引入临床的园艺⋯⋯⋯⋯⋯⋯⋯⋯⋯⋯⋯⋯ 198
用香味来缓解压力⋯⋯⋯⋯⋯⋯⋯⋯⋯⋯⋯⋯⋯ 200
服用保健品,轻松补营养⋯⋯⋯⋯⋯⋯⋯⋯⋯⋯ 202
用中药改善体质⋯⋯⋯⋯⋯⋯⋯⋯⋯⋯⋯⋯⋯⋯ 204
按压穴位,赶走焦虑⋯⋯⋯⋯⋯⋯⋯⋯⋯⋯⋯⋯ 206

第 1 章

糖尿病的基础知识

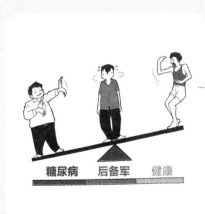

人体会自然调节血液中的糖分

Q 到底什么是血糖值?

A 人类活动所需的能量,由每天在饮食中获取的碳水化合物、脂类、蛋白质这三大营养元素提供。其中碳水化合物经胃液消化,在肠中消化酶的作用下进一步分解为葡萄糖。葡萄糖由小肠壁吸收,经由肝脏进入到血液中。血液中葡萄糖的含量即"血糖值"。

葡萄糖是能量的源泉,它通过血液运输到全身,供给人体运动、大脑思考和脏器活动等消耗。

摄入食物后,血液中的糖分增多,葡萄糖会由肌肉和肝脏细胞吸收,以糖原($C_{24}H_{42}O_{21}$)的形式贮藏起来。相反,如果身体里糖分不足,糖原则会经肝脏释放进入到血液里,从而给全身供给能量。这样一来,人体便可以自然地控制血液中葡萄糖的含量(血糖值)。

● 糖代谢的过程

胰岛素将葡萄糖运送到大脑和肌肉中。

摄入碳水化合物（粮食、薯类、水果等）。

经唾液、胰液、肠液消化，转化为葡萄糖。

葡萄糖由小肠吸收，运输到肝脏。

葡萄糖经由血液运载至全身，成为各个组织和肌肉的能量。这时胰岛素的作用是将葡萄糖运送到组织细胞中去。

多余的葡萄糖以糖原的形式储存在肝脏，或以脂肪的形式贮藏在脂肪细胞中。

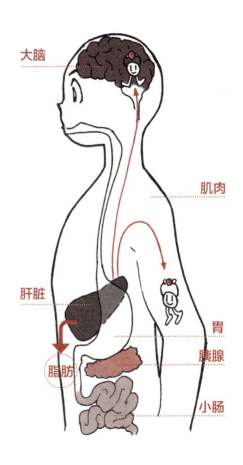

参考资料：日本糖尿病协会编制《糖尿病入门》（改订新版·2004年，南江堂）

胰腺功能缺失会导致高血糖

Q "高血糖值"是一种什么样的状态?

A 从碳水化合物中分解而来的葡萄糖,其中一部分会立即供给身体活动使用,这一部分葡萄糖通过血液传输到身体各个部位,燃烧产生能量。其余的葡萄糖会以糖原或脂肪的形式储存在肝脏中。负责将葡萄糖搬运到细胞中的,是胰腺分泌的一种激素,叫作胰岛素。

如果胰腺功能缺失的话,便会使得多余的糖分堆积在血液中,从而形成"高血糖值"的状态。

除去某些遗传因素,胰腺功能缺失基本上都是由不良生活习惯造成的。暴饮暴食、偏食、缺乏运动、肥胖、压力等因素让胰腺倍感疲惫,从而使胰岛素的分泌量减少;或是因为肥胖,导致胰岛素的效力变差。这种类型的糖尿病被称为"2型糖尿病"。在日本,95%以上的糖尿病患者都属于这种类型。

● 胰腺功能缺失与糖尿病图示

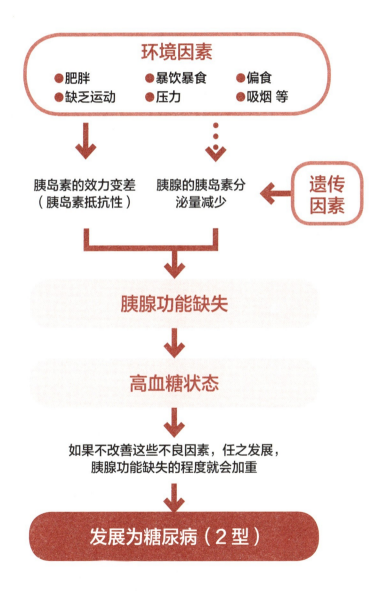

是糖尿病还是后备军

Q 定期体检中被诊断为"血糖偏高",这是糖尿病吗?

A 对糖尿病的诊断结果有三种,分别是"健康""糖尿病""临界型"。所谓临界型指的是血糖值虽然偏高,但是还没有达到糖尿病程度的人群,也就是所谓的糖尿病后备军。近年来队伍不断壮大的正是这群后备军。

一般定期体检检查的是"空腹血糖值",指的是从前一夜算起,超过 10 个小时以上没有进食,到第二天早上再进行采血测量出的血糖值。血糖值在 3.9 ~ 6.1mmol/L 视为"健康",在 6.1 ~ 7mmol/L 视为"临界型糖尿病",如果超过 7mmol/L,那么很遗憾,这表示你已经罹患"糖尿病"。

这个数值是毫无争议的。数值超过 7mmol/L,跟"前一天吃得太多"这种理由毫无关系,将直接被诊断为糖尿病患者。而血糖值处于 6.1 ~ 7mmol/L 的人,就要接受"口服葡萄糖耐量试验"。

● **糖尿病的检查①**
  空腹血糖检查的判定标准

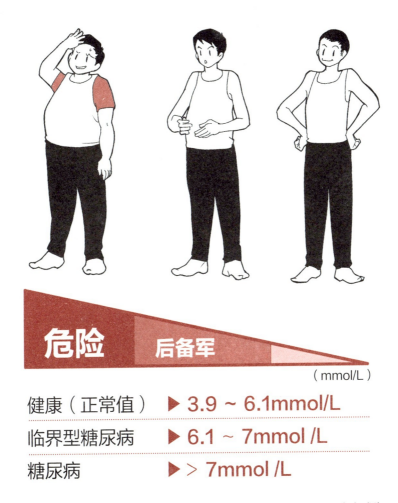

健康（正常值） ▶ 3.9 ~ 6.1mmol/L

临界型糖尿病 ▶ 6.1 ~ 7mmol/L

糖尿病 ▶ > 7mmol/L

即使是在健康值范围内，空腹血糖值超过 5.6 mmol/L 也有成为临界型的危险，决不能掉以轻心。因此，在代谢综合征健康检查时，空腹血糖值超过 5.6 mmol/L 的人便会被判定为患有代谢综合征。

餐后血糖值高也要检查

Q 通过口服葡萄糖耐量试验能了解到什么？

A "口服葡萄糖耐量试验"是为了确诊那些在空腹血糖检查时被归类为"临界型或糖尿病"的人们。

首先在空腹状态下口服 75g 葡萄糖，之后 0.5 小时、1 小时、2 小时、3 小时分别测一次血糖，以检查血糖值的变化和胰岛素的作用。首先在空腹状态下口服 75g 的葡萄糖，之后 0.5 小时、1 小时、2 小时、3 小时分别测一次血糖，以检查血糖值的变化和胰岛素的作用。正常人进食糖类后血糖会暂时升高，0.5~1 小时后血糖会升到最高峰，2 小时后会回到空腹水平。而糖尿病患者的血糖达到高峰和回复正常的所需时间都会延长。

在这项检查中，如果空腹（0 分钟后）血糖值在 7.8mmol/L 以上，或餐后 2 小时血糖值超过 11.1mmol/L，即被诊断为糖尿病。

● 糖尿病的检查②
口服葡萄糖耐量试验的判定标准

经过时间	0分钟后	2小时后	判定
正常型	< 6.1mmol/L	< 7.8mmol/L	两个条件都符合则判定为正常型
糖尿病型	> 7.8mmol/L	> 11.1mmol/L	符合其中任意一条都判定为糖尿病
临界型	既不属于糖尿病，也不属于正常型		

● 糖尿病或后备军的判定标准

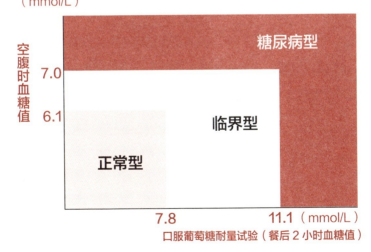

参考资料：日本糖尿病学会编制《糖尿病治疗指南2004~2005》（文光堂）

"糖化血红蛋白"化验

Q 糖化血红蛋白检查可以诊断糖尿病吗?

A 糖化血红蛋白检查在欧美国家已经代替血糖值成为主流,也写作"HbA1c(NGSP)"。

从这项检查提供的数值中可以看出过去1~2个月的平均血糖状态。血糖值会因为前一餐而上下波动,但糖化血红蛋白检查的是血液中糖分和血红蛋白结合的比例,从而得到一个相对稳定的数值。在近来的体检中,这项数值会跟血糖值一并检测。

糖化血红蛋白值在5.8%以下为正常值,超过即为临界型,6.5%以上则极有可能被诊断为糖尿病。更详细的情况请参看右页的表格。

这项检查价格便宜,几分钟就能测定结果,所以推荐大家定期使用。不过,只凭借这项检测还不能确定是否患上糖尿病。如果怀疑自己得了糖尿病,还需要检测血糖值。

● 糖尿病的检查③
糖化血红蛋白

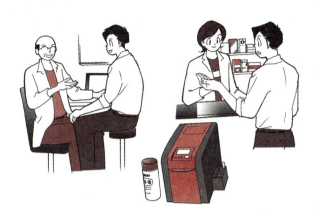

在医院,进行糖化血红蛋白的简易检查,使糖尿病早期发现成为可能。

● 血糖控制的指标和评价

指标	优秀	良好	一般		差
			较好	较差	
糖化血红蛋白(NGSP)(%)	4.0~6.0	6.0~7.0	7.0~8.0	8.0~9.0	>9.0
空腹血糖值(mmol/L)	3.9~5.6	5.6~6.1	6.1~7.0		>7.0
餐后2小时血糖值(mmol/L)	4.6~6.7	6.7~7.8	7.8~11.1		>11.1

后备军更不能掉以轻心

Q 临界型糖尿病可以高枕无忧吗？

A 近年来，临界型糖尿病人群的数量在迅速增长。虽然他们有血糖值偏高的表现，但并没有进一步发展为糖尿病，也就是所谓的糖尿病后备军。其实，本书的内容就是特别为这些后备军准备的。为什么这么说呢？因为后备军还有恢复健康的可能。另外，后备军也在发展为动脉硬化患者的进程中。

一旦患上糖尿病，一生都无法治愈。被诊断为糖尿病的患者们，很遗憾，你们的身体健康状态再也无法回到从前了，接下来只能努力不要患上并发症。

后备军距离糖尿病患者，也不过是一步之遥罢了！糖尿病是长年的不良生活习惯欠下的债，也许你会在某一天突然发病，血糖值飙升起来，这一天也许就是明天。我们要庆幸自己早期发现了其中的端倪，所以从现在就开始采取控制血糖的措施吧！

● 糖尿病后备军可以恢复健康

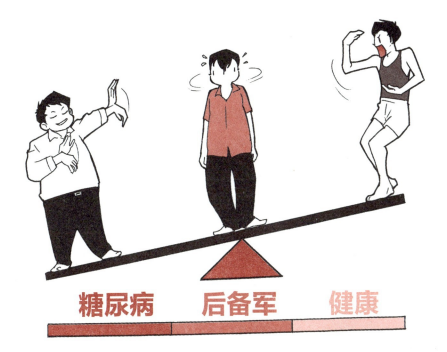

一旦患上糖尿病，一生都无法治愈。被诊断为糖尿病的患者，其身体健康状态再也无法回到从前了。

糖尿病不能完全治愈

Q　糖尿病的可怕之处是什么？

A　糖尿病没有明显的自觉症状，而是隐藏起来悄悄发展，所以非常难缠。一旦患病便无法治愈，只能终身与之抗争。

糖尿病真正的可怕之处，在于它会引起多种并发症。持续高血糖会损坏血管和神经，像右页图中那样，各种功能缺陷会影响至全身。

糖尿病引起的三大并发症是糖尿病性视网膜病变、糖尿病肾病、糖尿病神经损伤。视网膜病变会导致失明，肾病会发展为肾功能缺陷以致需要进行血液透析，神经损伤可能会让脚上生出坏疽进而导致截肢。还有其他并发症如动脉硬化、心肌梗死、癌症、阿尔茨海默病、肺炎等，每一项都可能会对生命造成威胁，给日常生活增添诸多不便。

不过，持续处于高血糖状态10年以上，才会引发并发症，因此还是有很长的一段时间能有机会加以改善的。让我们尽早改善高血糖的状况吧！

● 糖尿病引起的并发症

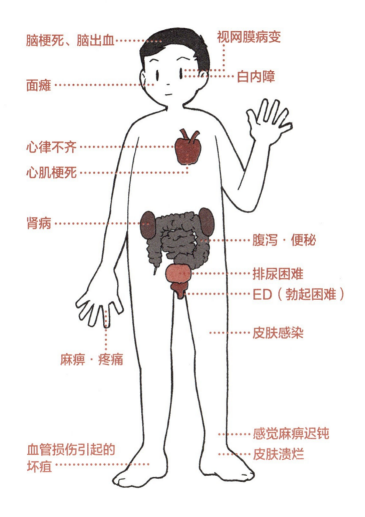

注意"隐性糖尿病"

Q 血糖值正常,为何糖化血红蛋白却很高?

A 一般体检时测量的是空腹血糖值,但却不能完全正确反映出血糖的真实情况,这并不能检测出是否患有糖尿病。有些人空腹血糖值明明很低,可是餐后血糖却急剧上升,而且下降得很慢,这样的病例称为"隐性糖尿病"。

健康人群餐后血糖值也不会超过 7.8mmol/L,并会在餐后 2~3 小时内回归到正常值。可隐性糖尿病人群即使在餐后 2 小时以后,其血糖值仍在 7.8mmol/L 以上居高不下。

一般的体检不会检查餐后 2 小时的血糖值,所以这一现象常被忽略。但是糖化血红蛋白不会受餐饮的影响,所以不管空腹血糖值多低,如果糖化血红蛋白比较高,则证明有"隐性糖尿病"的倾向。

早发现、早治疗是糖尿病的第一要位。所以,去医院体检时,除了检测空腹血糖值外,建议再检查糖化血红蛋白值,才能有效预防糖尿病。

● 糖化血红蛋白高，有患隐性糖尿病的危险

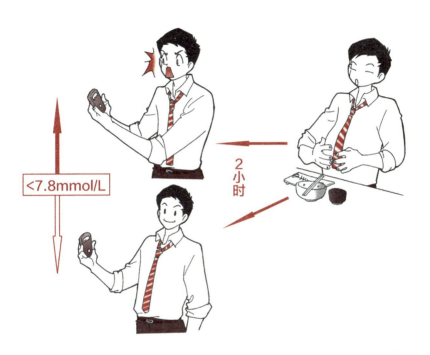

健康人群餐后血糖值也不会超过 7.8mmol/L，可隐性糖尿病患者即使在餐后 2 小时，其血糖值仍在 7.8mmol/L 以上居高不下。

餐后 2 小时的血糖检查对于及时发现"隐性糖尿病"有非常重要的意义，所以不要将其忽略而只测量空腹血糖值。

暴饮暴食、偏食、进食过快

Q 为什么血糖值居高不下？

A 右页的图表记录了健康人餐后的血糖值和胰岛素值。用餐后血糖值开始上升，与此同时，胰腺开始迅速分泌胰岛素。餐后 30 分钟血糖值达到顶峰，然后在胰岛素的活跃作用下开始下降，2 小时后重新回归到 6.1mmol/L 以下。

那么请大家想象一下，当我们大吃大喝、狼吞虎咽，摄入糖分很高的一餐后是什么情形。大量的糖分一股脑儿涌进血液中，胰腺则火力全开，拼命分泌胰岛素，但是还是远远供不应求。这时，如果稍微运动下身体就可以消耗一些糖分。但如果不采取任何措施，长期保持这样的饮食习惯，总有一天胰腺会疲惫不堪，引起功能障碍，胰岛素分泌相对不足，最终导致血糖居高不下。

只要能改善暴饮暴食、偏食、进餐过快、运动不足等情况，就会给胰腺提供很大的帮助。

● **健康人餐后血糖值和胰岛素值的变化**

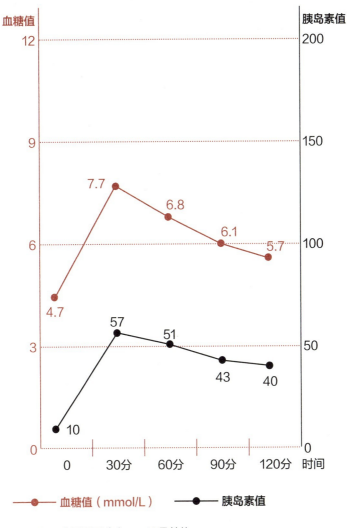

※ μ 表示百万分之一，U 是单位。

选用血糖自测仪监测血糖

Q 血糖值可以自行测量吗?

A 药店里售卖的血糖自测仪在短短的几秒钟内就能测量出你的血糖值。仪器价格一般比较便宜,使用起来也非常便利。为了更好地控制血糖,亲自测量血糖值会方便许多。血糖仪既可以测量空腹血糖,又可以检测到餐后半小时血糖上升到什么高度,还可以检测吃什么东西会导致血糖上升,以及做什么运动会使得血糖下降等,从细微之处着手,有目的地去找到最适合自己的食疗和运动方法。此外,每天记录还可以提高大家坚持饮食疗法和运动疗法的积极性。

血糖自测仪需要用一次性采用针在指尖刺一下来采血,所以选购时最好先向医生咨询一下。近来可能在药店或是便利商店的店铺里都能测量。相信在不久的将来,人们一定会开发出无须采血、靠感应装置测量血糖的血糖仪。

● 血糖自测仪的优点

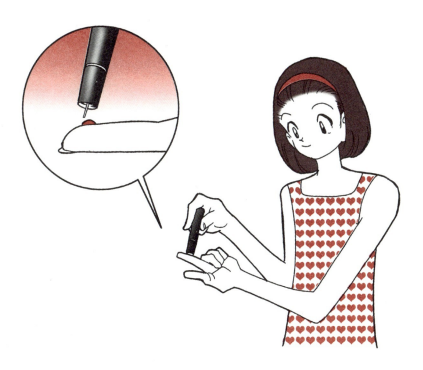

只要几秒钟就能测量出自己的血糖值，药店就可以买到血糖自测仪。
使用血糖自测仪的好处在于，可以非常方便地在一天中分时段、多次检测血糖升降变化，也可以有效检测到使得血糖产生升降变化的食物，从而更好地预防、治疗糖尿病。

了解理想的血糖值规律

Q 应该什么时候测量血糖值？

A 首先要测量餐前空腹血糖值，基准数值是 6.1mmol/L 以下。然后应该测量餐后 0.5~1 小时的血糖值。健康人无论吃了多少东西血糖值都不会超过 7.8mmol/L。另外，吃零食后也可以测量一下。

测量的同时，要将食用的食物记录下来，相信大家会有一些有趣的发现。比如说吃一块牛排后血糖值上升得很少，而吃一碗乌冬面则会使血糖值噌噌噌地攀升上去，这绝对会让你大吃一惊。其中的原因会在第 2 章中详细说明。

另外，请在餐后 0.5~1 小时内进行一些轻度运动，诸如健步走和散步等，然后再测一测血糖值。这时你会高兴地发现血糖降了下来。

重要的是，一天中血糖的最高值一般不要超过 7.8mmol/L，同时餐后上升的血糖能够很快地恢复原值。请大家努力达到右页中健康人的血糖值曲线变化。

● 一天中血糖值的变化

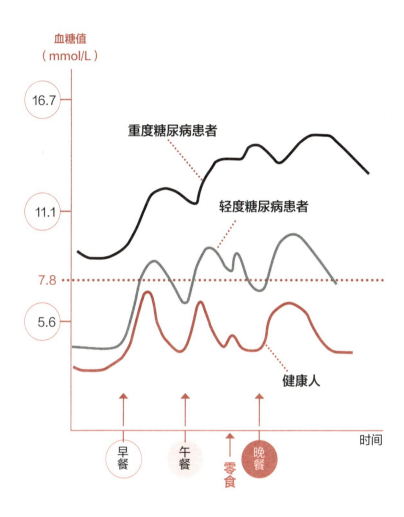

参考资料：日本糖尿病学会编著《糖尿病手册》（2006 年，南江堂）

高血糖的危险信号

Q 高血糖有哪些自觉症状？

A 首先要告诉大家的是口渴问题。高血糖的血液浓度会升高，为了将其稀释，只能咕嘟咕嘟一直喝水，同时还会变得多尿。通常一个人一天会排出 1~1.5 升尿液，但是高血糖后会排出 2 倍以上的尿液。这是因为肾脏要过滤掉过剩的糖分而引起的。尿液中含有糖分，这是糖尿病名称的由来。

此外，容易疲倦、体重骤降、异常的饥饿感等都是高血糖的信号。这是因为胰腺功能变差，不能很好地摄取能量，血液中的葡萄糖明明有很多剩余，但是却不能有效转化为能量，只好消耗人体储备的脂肪和糖原。如果一个原本比较胖的人吃了很多食物体重反而下降的话，就要考虑自己是不是已经朝着危险的方向迈进了……

高血糖的危险信号

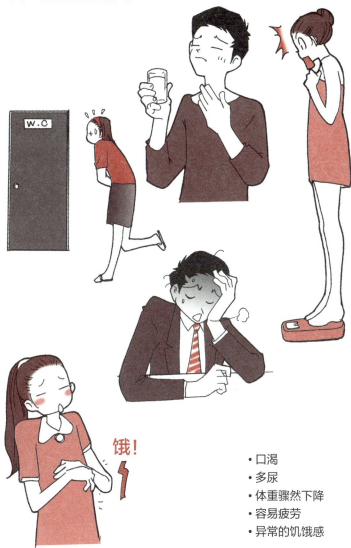

- 口渴
- 多尿
- 体重骤然下降
- 容易疲劳
- 异常的饥饿感

苹果型肥胖者要注意

Q 肥胖者会比较容易患上糖尿病吗？

A 跟饮食习惯一样，另一个跟糖尿病关系密切的问题就是肥胖。看右页中的图表，我们就可以很清楚地知道一个人越肥胖，其患上糖尿病的概率就越高。肥胖从大体上可以分为两种类型。

一种是肚子和屁股周围脂肪堆积的"皮下脂肪型肥胖"。主要特征是下半身膨大、丰满，因此也称为鸭梨型肥胖。这种类型在上了年纪的女性中很常见。

另一种是肠和肝脏上附着着脂肪的"内脏脂肪型肥胖"。这种类型的人全身都很肥大，因此被称为苹果型肥胖。中老年男性大多属于此类型肥胖。

内脏脂肪型肥胖的人要特别注意糖尿病问题。肥大的内脏脂肪细胞会分泌出一种物质来阻碍胰岛素工作。也就是说，人变得肥胖后，就算胰岛素分泌正常，由于胰岛素的工作效力变差，所以血糖值也降不下去。

肥胖者和非肥胖者的糖尿病发病率

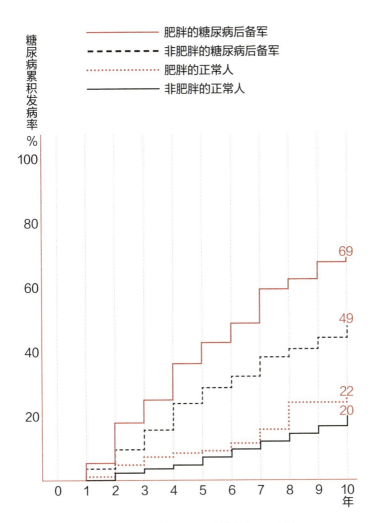

调查结果为初次诊察年龄 50~69 岁的非高血压男性。
参考资料：《糖尿病的最初预防》（株式会社诊断与治疗社 2001 年）

计算 BMI

Q 如何判断是否肥胖？

A 有数据表明，内脏脂肪型肥胖不只会妨碍胰腺的工作，使血糖居高不下，还会导致高血压和高血脂，极易引起并发症。另外，肥胖的人吃治疗糖尿病的药物也起不到很好的效果。

由于肥胖而导致高血糖的人，减肥是先决条件。内脏脂肪比皮下脂肪更容易通过饮食疗法和运动疗法减下去，请大家一定要努力。

首先请参考右页，计算出"BMI（Body Mass Index，即身体健康指数）"作为肥胖者自我管理的目标。体脂肪率表示的是全身脂肪量所占的比重，BMI 则是从身高和体重推算出体脂肪附着量的指标。根据日本肥胖学会的基准，BMI 以 22 为健康标准，超过 25 则定义为肥胖。

将血糖值和糖化血红蛋白值也等同对待，决定目标值后就采取相应的措施吧！

● BMI 的计算方法

$$BMI = 体重(kg) \div 身高(m) \div 身高(m)$$

BMI	评价	糖尿病危险程度
18.5	偏瘦	▏
22	标准	▏
22~25	普通	▎
25~30	肥胖度 1	████
30~35	肥胖度 2	██████
35~40	肥胖度 3	███████
40 以上	肥胖度 4	████████

代谢综合征是糖尿病的劲敌

Q 跟代谢综合征有关吗?

A 患上糖尿病及其后备军的人们,除了肥胖还必须注意代谢综合征。下列4项中,加上①肥胖,满足2项以上的即判定为代谢综合征。

①肥胖/腰围　男性85cm以上,女性90cm以上

②高血糖/空腹血糖值　6.1mmol/Ll以上

③高血压/血压　130/85mmHg以上

④高血脂/甘油三酯　8.3mmol/L以上,且高密度脂蛋白胆固醇在2.2mmol/L以下

患上代谢综合征的人,其体内的胰腺不能很好地工作。跟并未伴随代谢综合征的肥胖相比,代谢型肥胖风险更高。患者要从预防动脉硬化等并发症的立场出发,采取行动来改善每一项数值。

第 1 章 糖尿病的基础知识

● 你是否属于代谢综合征的体形呢?

最近胖嘟嘟的你,有患上代谢综合征的危险。

为了远离糖尿病,来测试一下自己是否有代谢问题吧!

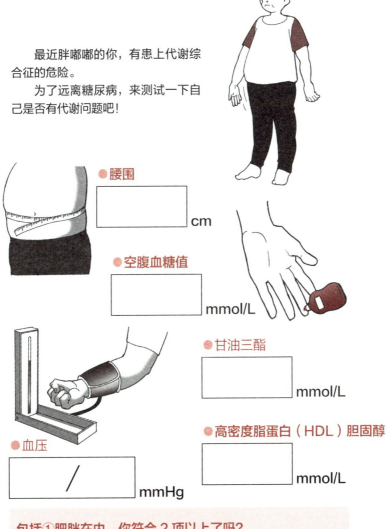

● 腰围 ___ cm

● 空腹血糖值 ___ mmol/L

● 甘油三酯 ___ mmol/L

● 高密度脂蛋白(HDL)胆固醇 ___ mmol/L

● 血压 ___ / ___ mmHg

包括①肥胖在内,你符合 2 项以上了吗?

YES= 代谢综合征   NO= 非代谢综合征

警惕消瘦型糖尿病

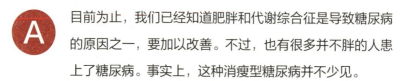 为什么瘦子也会得糖尿病？

目前为止，我们已经知道肥胖和代谢综合征是导致糖尿病的原因之一，要加以改善。不过，也有很多并不胖的人患上了糖尿病。事实上，这种消瘦型糖尿病并不少见。

亚洲人的胰腺比欧美人要弱，据了解，亚洲人胰岛素的分泌量要比欧美人的少得多。由于胰岛素分泌得少，所以就算只是轻度的肥胖，都会很容易让血糖升高。此外，消瘦型糖尿病患者只要摄入少量的碳水化合物都会让血糖值升高。

跟亚洲人相比，欧美人虽然多有肥胖，但其患上糖尿病的人却很少，这是因为他们的胰腺比较强壮。可以说，欧美式的高脂高糖的快餐饮食对于亚洲人来说确实是负担过重了。

瘦子也会得糖尿病

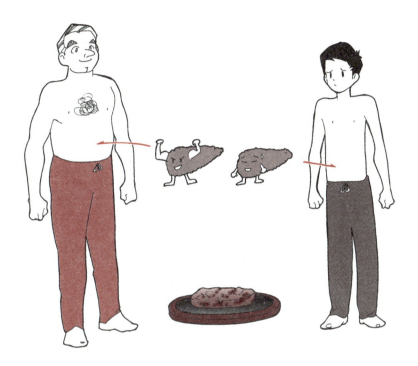

虽说不是代谢综合征的体形，却也不能高枕无忧。

对于胰腺较弱的亚洲人来说，有不少人明明很瘦却患上了糖尿病。

想要预防，一定要勤快地多测血糖，并且积极摄入对胰腺有好处的食物，自我保护是最重要的。

大家一定不要忘记，一旦患上了糖尿病就再也不能完全治好了！

降血糖实践妙招

注射胰岛素或服用口服药

Q 糖尿病和高血糖能通过药物治疗吗？

A 糖尿病，从某种意义上讲是一种很单纯的疾病，是由于胰腺不能正常工作引起的。通过注射胰岛素的疗法确实能有效降低血糖值，是一种很优良的治疗方法。在胰岛素已经分泌相对不足时，这是必需的注射药物。

另外，磺酰尿素药（SU 药）是目前最常用的治疗口服药物。众所周知，这种药物促进胰岛素分泌的效果非常显著，可以很快地降低血糖，适用于那些血糖值已经非常高，并且不属于肥胖的人群。最近，在治疗中使用的口服药有着巨大的进步和改变，临床的成果也有很多被报告出来了。

但是，药物疗法会增加心脏的负担，对于整个身体来说并不都是有好处的。并且药物治疗也不能将疾病完全治愈，只不过是抑制血糖值上升的一种对症疗法。

● 用于药物疗法的主要口服药

● 作用于胰腺，促进胰岛素分泌的药物

种类	通用名	特征
磺脲类（SU）	格列本脲、格列齐特、格列美脲等	最常见的处方药，其特征是药效强。对于血糖值已经很高的人都会有很好的效果。但是要注意有引发低血糖的危险（副作用），并且会助长肥胖。
非磺脲类速效型胰岛素分泌促进药物	那格列奈（唐力）、瑞格列奈等	餐前服用能抑制餐后血糖上升。要注意低血糖问题。
二肽基肽酶-4（DPP-4）抑制剂	西格列汀、沙格列汀	根据血糖值来相对地促进胰岛素的分泌，单独使用不增加低血糖风险，安全性高。

● 提高胰岛素功效的药

种类	通用名	特征
双胍类（BG）	二甲双胍、苯乙双胍、丁二胍等	其特征为具有安全性，既不增加胰腺的负担，也不易引起副作用；也可以与胰岛素注射并用；同时还具有减肥效果。
噻唑烷二酮类（TZD）	罗格列酮、吡格列酮	增强组织对胰岛素的敏感性，同时对心血管系统和肾脏有潜在的器官保护作用。

● 延缓糖分吸收的药物

种类	通用名	特征
α-葡萄糖苷酶抑制剂	阿卡波糖（拜糖苹）、伏格列波糖（倍欣）等	抑制消化酶的作用，使碳水化合物的分解延迟，餐前服用会起到很好的效果。

最好的医生是你自己

Q 何为控制血糖的"王道"?

A 糖尿病多有不良生活习惯所导致。致病原因主要分为长年的不良生活习惯、遗传和老化和压力。除了遗传因素外,其他因素都可以通过后天自身努力得到改善。所以,从这层意义上来讲,最好的医生其实是你自己。

如果把控制血糖的方法比作一幢房子,"饮食疗法"和"运动疗法"是两个支柱,再加上"消除压力"这个"地基"和"消除肥胖"这个"屋顶",这4部分共同构成了稳定的血糖水平。

树立正确的饮食观念,改善生活不良习惯,要从积极层面转换思想,控制好每餐的摄入量,重视食物品质。重塑饮食观念,你就会发现食物比以往的都要美味,身体变得更加轻便、灵活,生活品质也会因此提高不少!

● 控制血糖的王道

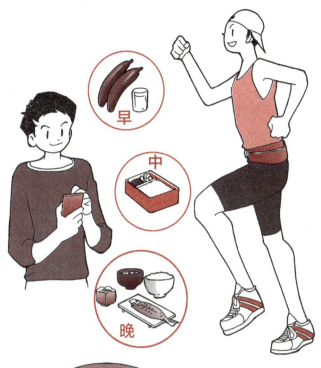

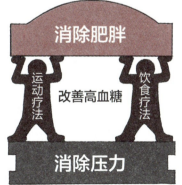

控制血糖有"饮食疗法"和"运动疗法"两个支柱,再加上"消除肥胖"和"消除压力",朋友们一定要铭记这4个关键词,重新审视日常生活。

糖尿病 & 后备军的危险度测试

Q 怎样进行危险度检查?

虽然糖尿病和糖耐量异常很难出现自觉症状,不过,身体却一直在对你发出种种信号。让我们通过下一页的检查测试,来诊断现在的危险度吧!

A、B 项共 2 分以下,成为糖尿病或后备军的可能性很低。要保持至今为止的适度饮食和运动习惯,努力预防。

A 项 3~9 分、B 项 3~5 分,有变为糖尿病后备军的可能。请接受血糖值检查和糖化血红蛋白检查,掌握自己的真实状态。此时还能恢复健康,所以大家应该在早期采用饮食疗法和运动疗法,快快行动起来。

A 项 10 分以上、B 项 6 分以上,有可能已经患上了糖尿病。请立即接受医生的诊治,制定治疗计划。特别是符合 Q21~26 的症状时,说明你已经处于糖尿病状态了。

糖尿病的危险度检查

A 肥胖度、遗传、生活习惯检查
（Q1、Q2 各 3 分，Q3~14 各 1 分）

- Q1 亲属（3 代以内）有糖尿病患者
- Q2 男性腰围 85cm 以上，女性腰围 90cm 以上
- Q3 BMI 曾达到过 25.0 以上
- Q4 跟 20 多岁时相比体重上升了 10%
- Q5 年龄在 40 岁以上
- Q6 经常吃肉多过吃鱼
- Q7 喜欢吃盖浇饭
- Q8 每次进餐速度过快，进食时间过短
- Q9 每天喝酒
- Q10 经常喝饮料
- Q11 经常吃甜点和膨化食品等零食
- Q12 不走楼梯，常使用电梯或自动扶梯
- Q13 从事的工作没有身体活动，也没有定期运动的习惯
- Q14 累积很多压力

B 自觉症状检查（各 1 分）

- Q15 睡眠质量差
- Q16 只稍微活动一下身体，马上就觉得疲惫
- Q17 经常感到饥饿，吃很多东西也没有饱腹感
- Q18 最近变胖了
- Q19 口渴，大量饮水
- Q20 如厕次数增多，尿量也多
- Q21 吃得很多却瘦了下来
- Q22 上楼梯感到心悸和呼吸困难
- Q23 皮肤干燥、瘙痒
- Q24 脚容易浮肿，有时腿抽筋
- Q25 手脚尖感到麻痹
- Q26 眼睛看不清，看东西模糊

（注）分数不符合左页中的三种情况时，以 B 项的分数优先判定。

专栏 1

记录自己的数据

采取控制血糖措施后,将重要的数值和诊断判断都整理下来。现在将自己的数据都记录下来,作为一个标准,为以后立下一个目标。

- 体重 ☐ kg   ● 体脂肪 ☐ %

- BMI(P38)☐   ● 肥胖度(P38)☐

- 代谢综合征判定(P40) 有・无

- 空腹血糖值(P16)☐ mmol/L

- 葡萄糖耐量试验(P18)☐ mmol/L

- 糖化血红蛋白(P20)☐ %

- 一天中适当的能量摄入量(P64)☐ kJ

- 压力程度(P168) 正常・轻度・中度・强

第 2 章

饮食疗法降血糖

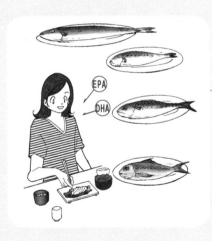

不自觉的过食和偏食很危险

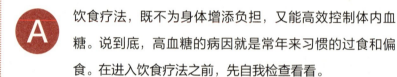

饮食疗法，既不为身体增添负担，又能高效控制体内血糖。说到底，高血糖的病因就是常年来习惯的过食和偏食。在进入饮食疗法之前，先自我检查看看。

在右页这些项目中，你中了几项？

只要中了1项就需要高度注意！如果继续现在的饮食习惯，就会有罹患糖尿病的危险。如果中了3项以上，说明你现在已经处于危险地带！甚至可以说，在不久的将来，糖尿病就会找上门来！饮食习惯不容轻视！

不过，捷径也是有的。只要掌握一点小诀窍，也没有必要完全戒掉米和肉，还可以享用最喜欢的酒和甜点。接下来，我将在本章中教给大家一些无需戒掉喜欢的食物也能做到的食疗小妙招。

● **过食、偏食自我检查**

☐ 主食是大米饭，大米饭必不可少。

☐ 跟蔬菜相比更喜欢肉，最喜欢油炸食品。

☐ 想吃到肚子饱饱的，没吃到饱就觉得不满足。

☐ 我是美食家，好评如潮的店，我一定要去尝一尝。

☐ 总是随随便便吃碗乌冬面或是超市便当就打发了。

☐ 酒是人生之友，每晚都喝多。

☐ 喜欢甜食，若另有一个肚子还装甜点。

☐ 有代谢综合征的倾向，害怕站到体重计上。

吃牛排，不吃面条

Q 高血糖是因为吃得太过奢侈吗？

A 罹患糖尿病的原因并不是豪华奢侈的饮食。不管吃多厚的牛排或是高级法式料理，也不会成为糖尿病的直接诱因。

反倒是诸如碳水化合物较多的工作餐、随便快速地吃一碗乌冬面、深夜里吃的宵夜等，跟奢侈完全不沾边的饮食比较容易成为糖尿病的致病原因。

我们只要在以上问题上加强警惕就可以了。比如说快餐乌冬面消化后会转化成葡萄糖，从而直接导致血糖上升，同时进食过快会加速该过程。

而另一方面，我们认为要绝对禁食的牛排却会转化为氨基酸，并不会让血糖值显著提升。大家要特别注意热量的摄入，尽量食用不容易造成高血糖的食物。

糖尿病患者的大问题就是用餐后血糖值会噌噌噌地窜上去。何不试一试不会快速提高血糖的食物呢？重要的不是忍耐，而是牢记诀窍。

● **碳水化合物的大量摄入、进食过快等都是高血糖的诱因。**

乌冬面消化后转化为葡萄糖,直接导致血糖值上升。暴饮暴食、进食过快都是导致血糖值急速飙升的原因。

另一方面,牛排消化后转化为氨基酸,因此就算大量食用,也不会像乌冬面那样引发高血糖。

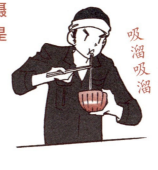

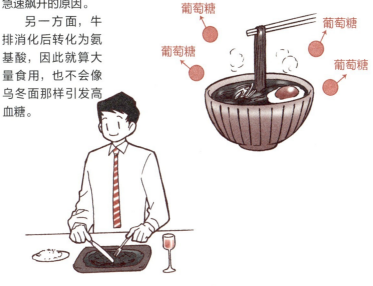

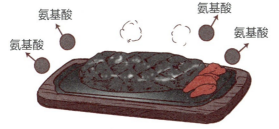

抑制血糖急速上升的饮食方法

Q 有没有什么饮食方法能抑制血糖急速上升？

即使是同样的菜单，吃的顺序稍作调整，也能避免血糖值急速上升。

下面我们来具体说明一下。首先，最先食用的应该是含膳食纤维的食物，也就是蔬菜、海带、菌类等。膳食纤维的消化需要较长时间，因此如果一开始就摄入膳食纤维，会让血糖值上升的曲线放缓。另外它还能在很大程度上消除饥饿感，控制摄入量。

接下来开始慢慢食用肉、鱼、豆类、蛋等蛋白质含量较高的主菜。

最后再食用米饭、面包等碳水化合物含量较高的食物。按照这样的顺序进餐，饭量也会自然得到抑制。

另外这种方法对盒饭也同样适用。吃盒饭时请大家从配菜的沙拉开始食用。

● 改变饮食顺序就能抑制血糖急速上升

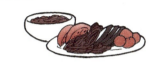

1. 膳食纤维

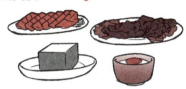

2. 蛋白质

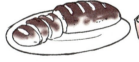

3. 碳水化合物

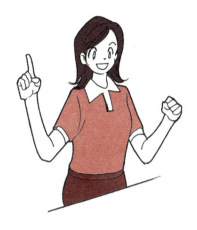

最开始应该食用蔬菜、海带、菌类等富含膳食纤维的食物。

相对来说,胃肠要消化膳食纤维,就要进行更多的蠕动,花费更长的时间。所以,吃饭时,如果先吃含有膳食纤维的食物,那么就可以放缓血糖值上升的速度。

盒饭要先吃配菜。

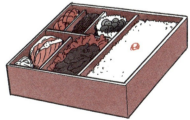

"一日五餐"法更优

Q 想要吃饱怎么办?

A 大吃大喝、暴饮暴食要绝对禁止。这不只会导致血糖值急剧升高,也会给胰腺增加负担。现在我们给大家推荐少食多餐的"一日五餐"法。

中国人大体遵守的是一日三餐的规律,而像东南亚某些国家,他们每一餐的量都比较少,不过他们一天会进餐五次。这种做法是非常明智的,增加进餐次数,就不会有太强烈的饥饿感,这样每次进餐的量都能得到控制,避免了血糖值急速上升的危险。如此,胰腺的负担得到了减轻,血糖值便很难上升了,降糖效果相当显著。

不过,进餐间隔不能过短,在3~4个小时即可。早上7点吃早餐,10点吃间餐,13点吃一个轻午餐,17点吃一个较早的晚餐,20点吃轻宵夜……这样的形式大家觉得如何?不过要注意,最后一餐不要一吃完就立刻睡觉。

● 增加进餐次数来防止血糖值急速上升

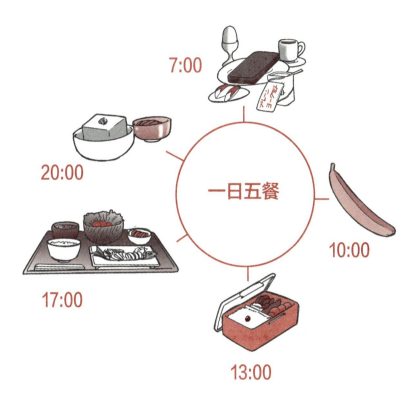

增加进餐次数可以控制每餐的量,进而防止血糖值急速上升。同时还可以减轻胰腺的压力,让血糖值较难上升。

请大家习惯吃"硬东西"

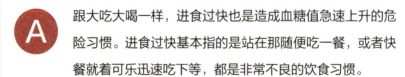

一不留神就很快吃完了,该怎么办?

跟大吃大喝一样,进食过快也是造成血糖值急速上升的危险习惯。进食过快基本指的是站在那随便吃一餐,或者快餐就着可乐迅速吃下等,都是非常不良的饮食习惯。

在糖尿病的饮食疗法中,医生的指导建议是希望大家每一口细细嚼上 40 次。让大家多次咀嚼就是为了防止进食过快。如果能一直坚持下去就好了,可是这件看上去很简单的事却出乎意料地难。

这里大家可以下一点小工夫,其实非常简单,就是把自己常吃的东西换成有嚼劲的"硬东西"。

比如主食。可将大米饭换成五谷米或糙米。外面的饭店有一些也会准备,还可以买到在家就能做的粗粮。面包也不要再吃白白面包,而应该选择黑麦面包。蔬菜则选择牛蒡、藕、魔芋、豆类等。

从这样的角度出发,无需过多努力也可以防止进食过快,大家行动起来去寻找"硬货"吧。

● 防止进食过快,选择"有点黑"的食品

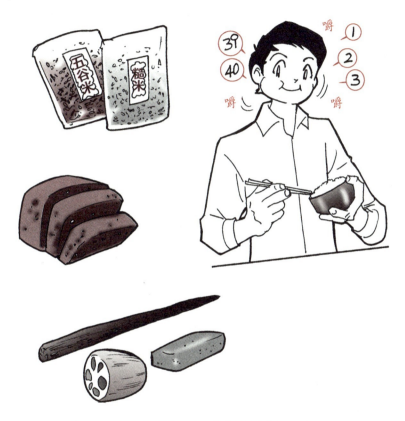

给快速进食"踩刹车"的秘诀,就是吃有嚼劲的食物。
有嚼劲的食物都有个共同的特征,就是"有点黑"。
主食选择糙米、五谷米、黑麦面包等。
菜可以选择牛蒡、藕、魔芋、豆类等。

给"我的餐具"减肥

Q 把饭盛得像小山一样高是吃饭的乐趣,减量让人痛苦,该怎么办?

A 虽然脑子里明明知道只要八分饱就好,但是一不小心就吃了个肠满肚满。有很多人都坦言减下饭量是天底下最难的事。

不过,也有人采取了某种行动,巧妙地化解了这个难题。那就是把自己在家里用的饭碗换成小一圈的。

某个人一直用大碗吃饭,突然在大饭碗里只盛八成的量,总感觉可怜兮兮的,很难持续下去。现在试一试买小一点的饭碗,然后同样盛满,这种方法大获成功!饭量确实减少了,但是得到的满足感却和从前一样没有丝毫变化。

选择自己喜欢的餐具效果更加显著。一边享受进餐的乐趣,同时也让身体渐渐习惯了八分饱。

● 改用小饭碗吃八分饱

将饭碗或是饭盒换成小一圈的,即使饭量减少了,从外观上也看不出来。用视觉信息来控制食欲,达成八分饱的终极目标。

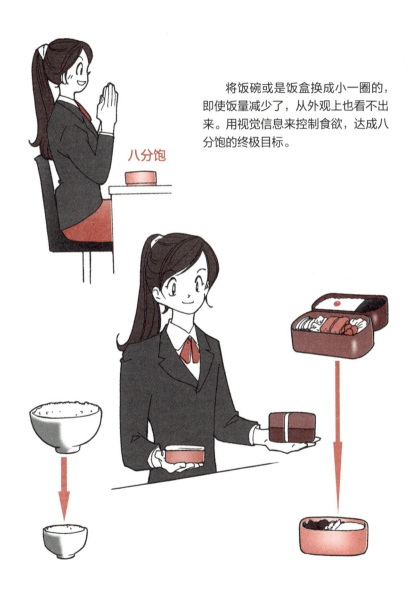

八分饱

了解标准的热量值

Q 想要改善血糖值,需要计算热量吗?

控制高血糖的饮食疗法和减肥中的控制饮食不同,是要养成维持一生健康的饮食习惯。其基础就是在一天中摄入恰当的能量,均衡饮食。

一天中必需的能量值在右页中用"标准体重 × 身体活动量"求得而来。通常男性为5858~7531kJ,女性为5021~6694kJ。

就算是在恰当的能量范围内,如果一次集中摄入过多,也会给胰腺带来负担,所以,要尽可能让这些能量在一天的饮食中均匀分配。

话虽如此,也无需过于担心,只要下意识地注意这一点就可以了。比如说开始注意一下超市盒饭的热量标识、查看饮料的成分标识等,习惯后自然就能做到控制热量了。

● 一天中恰当的能量摄入量计算方法

一天中恰当的能量摄入量可通过下面的算式计算出来。
通常男性为5858~7531kJ，女性为5021~6694kJ。

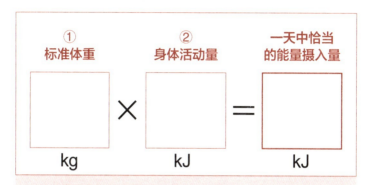

① **标准体重（kg）=**
身高（m）× 身高（m）×22.0

② **身体活动量（kJ）=**
请从以下三项中选择适合你的情况

● **轻劳动（主要从事科室工作或家庭主妇等）**
105~126kJ

● **普通劳动（站立工作比较多的职业）**
126~146kJ

● **重劳动（力气活比较多的职业）**
146kJ 以上

保持理想的营养均衡

Q 什么是营养配比均衡的饮食？

A 除了要控制一天中适量的热量以外，还要记得保持理想的营养均衡。

碳水化合物、脂肪、蛋白质、维生素、矿物质是人类维持生命不可或缺的营养素。营养学中希望大家能按照"碳水化合物 50%~60%、蛋白质 15%~20%、脂肪 20%~25%"的比例来摄取。

糖尿病和后备军人群的饮食结构中，可能摄入碳水化合物的比重比较高，这一点必须要重新审视，但是也不能走向另一个极端，要注意恢复到理想的平衡配比。但是，自己计算营养平衡配比实在是太困难了，最便利的方法就是先去找医生或营养师寻求建议。

另外，维生素和矿物质也是现代人身上比较缺乏的营养素，可以利用一些保健品（202页）来补助。

● 营养素的理想平衡

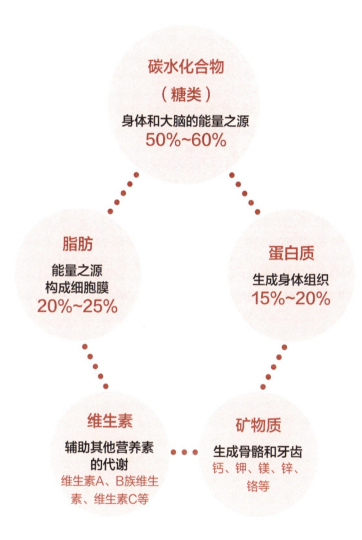

※ 碳水化合物、脂肪和蛋白质这三大营养素的百分比是指在一天中适当的能量总摄取量中各种元素所占的比重。

食品餐后血糖值上升指数—GI

Q 什么是GI?

每种食品的餐后血糖值上升指数称为 GI（Glycemic Index）。这个指数是把摄入葡萄糖后的血糖值上升指数设为 100，然后表示出其他各食品与之相对的数值。

摄入 GI 高的食品会让餐后血糖值迅速上升，并且很难下降。相反摄入 GI 低的食品后，餐后血糖上升得较为平缓。因此，低 GI 食品的摄入正作为糖尿病的饮食疗法被应用到临床上。

请看右页的图表。大米的 GI 是 84，与此相对的糙米的 GI 为 56。简单说来，大米跟糙米比起来会让血糖值上升 1.5 倍。同样都是蔬菜，马铃薯的 GI 高达 90，而菠菜的只有 15，两者之间的差异非常悬殊。所以，在选择食品上，这些数值具有很高的参考价值。

● 按类别区分的 GI

● 主食（米饭、面食类）

食物	GI
法式面包	93
切片面包	91
米粉	88
大米	84
乌冬面（鲜）	80
玉米片	75
意大利实心面	65
马铃薯淀粉	65
中式面	61
小麦粉（低筋面粉）	60
荞麦面（鲜）	59
黑麦面包	58
糙米	56
五谷米	55
小麦粉（高筋面粉）	55
全麦面包	50

● 蔬菜、菌类、海产品

食物	GI
马铃薯	90
胡萝卜	80
南瓜	65
红薯	55
牛蒡	45
干香菇	38
洋葱	30
朴蕈	29
大葱	28
丛生口蘑	27
萝卜	26
花椰菜	25
羊栖菜	19
菠菜	15
海苔	15
寒天	12
海带	12

● 水果、果酱

食物	GI
草莓果酱	82
菠萝	65
西瓜	60
香蕉	55
苹果	36
柠檬	34
橘子	33
草莓	29

参考资料：《TN 健康规划》（永田孝行）

找到适合的优良 GI 食物

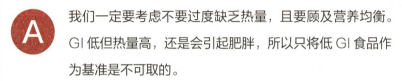

只吃低GI的食品就OK了?

我们一定要考虑不要过度缺乏热量,且要顾及营养均衡。GI 低但热量高,还是会引起肥胖,所以只将低 GI 食品作为基准是不可取的。

大家可以从下面的角度出发:"同一类别的食品选择 GI 较低的""尽量避免将 GI 高的食品组合到一起""不要连续将高 GI 食品当作主菜"等。

此外,食物的 GI 还会根据烹饪方法、搭配以及个人体质等因素发生变化。大家都知道苦瓜能降糖,不过对有些人来说却没有效果。首先请大家在一周中的 3~4 天食用同一种食材,以确认其对血糖值的影响。经过多种尝试,找到适合自己的"优良 GI 食物"就最好了。

● 按类别区分的 GI

● 肉·鱼类

炸鱼肉饼、圆筒鱼糕	55
烤猪肉	51
牛肉（肝）	49
培根	49
牛肉（里脊、腿、肉馅）	46
鸡肝	46
火腿、香肠	46
牛肉（腰肉、肉片、五花、舌头）	45
猪肉（里脊、腿、五花、肉馅）	45
鸡肉（鸡脯肉、鸡腿、胸肉、肉馅）	45
羊肉（绵羊、羔羊）	45
沙丁鱼	40
鲭鱼	40
秋刀鱼	40

● 乳制品·蛋

鲜奶油	39
加工干酪	31
黄油	30
鸡蛋	30
牛奶	25
酸奶	25

● 糖类·糕点

白糖	109
糖果	108
巧克力	91
蜂蜜	88
甜甜圈	86
鲜奶蛋糕	82
豆沙馅	80
饼干	77
冰淇淋	65
薯条	60
布丁	52
人工甜味剂	10

● 饮料

可可	47
可乐	43
橙汁（100%）	42
运动饮料	42
牛奶咖啡	39
日本酒	35
啤酒	34
红酒	32
烧酒	30
黑咖啡	16

参考资料：《TN 健康规划》（永田孝行）

注意美食中隐藏的"罪犯"

Q 要注意哪些食物"罪犯"？

抑制血糖值上升最简单的方法是控制碳水化合物和糖的摄入量。而真正需要注意的是那些潜伏起来、难以分辨的"隐身食物罪犯"。

比如对身体有益处的水煮蔬菜，其中选用的马铃薯、胡萝卜、南瓜、藕等里面都含有大量碳水化合物。特别是马铃薯和胡萝卜，它们的 GI 属于最高级。调料中的糖和甜料酒也不可轻视。在家里可以用人工甜味剂来取代，在外面进餐就应该尽量不要吃水煮蔬菜。

说到隐藏的碳水化合物，最具代表性的要数粉丝和米粉。它们的原材料都是米。面粉做成的饺子皮、春卷皮和炸虾的外皮等也需要重点注意。

让人感到意外的是，有一种东西常常被忽视，那就是中餐中的勾芡和某些浓汤中使用的马铃薯淀粉。它含有很多淀粉，且 GI 比小麦粉还要高。

● 让血糖值升高的隐藏食物"罪犯"

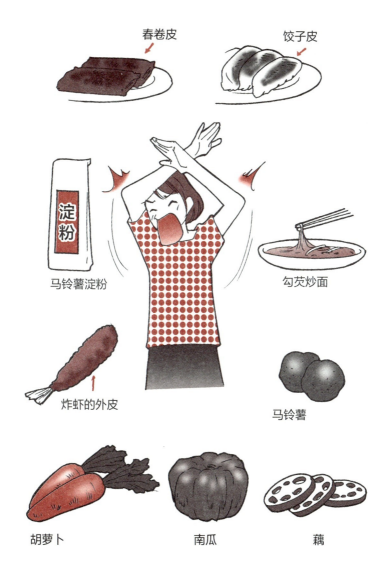

降血糖实践妙招

不可彻底拒绝零碳水化合物

Q 最近流行的低碳水化合物和糖类限制减肥法对高血糖也有效吗？

A 限制碳水化合物（糖类）的减肥法可以自由食用肉、鱼、蛋白质、脂肪等，在满足感不打折扣的条件下就可以变瘦，一时之间引领了风潮。然而，如果不摄入碳水化合物，血液中的葡萄糖会急剧减少，随之血糖值下降的效果也非常明显。和以短时间内减轻体重为目标的减肥法不同，糖尿病患者的饮食疗法是为了身体保持长期的健康而须坚持的习惯。

长期极端的饮食限制会招致恶果。会让人体力不支，在生活中失去干劲。有些还会因为低血糖而引发反常的食欲，反而会让脂肪囤积起来。

在糖尿病的饮食疗法中，我建议大家将碳水化合物的摄入量减少到180g。不要走向极端，我们的目标是在高生活质量中控制血糖。

● 什么叫低碳水化合物减肥法？

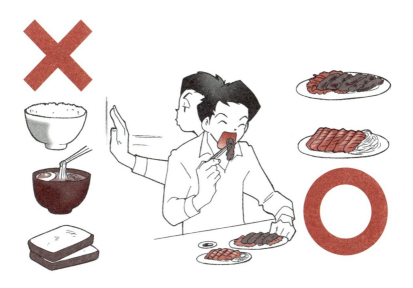

　　在2000~5000年前，人类开始将米和面粉等碳水化合物当作主食。在现代社会，有一种疾病爆发式地增长起来，那就是糖尿病。对于糖尿病患者的饮食，我建议患者每天要适量减少碳水化合物的摄入量，不要走极端一点也不摄入，否则会为身体招致恶果。

"黑"谷类要每日食用

Q 主食如何吃比较好？完全不吃米饭比较好吗？

A 米有很多种类，因此相应的 GI 也都相去甚远。请再次翻到 69 页的图表来确认，大米的 GI 为 84、糙米的 GI 为 56，这个差距可谓相当大。只要坚持将每天的主食换成糙米，血糖值自然就会降下去了。

另外，糙米营养价值高，其中的维生素和矿物质都能促进糖类代谢，又比较有嚼劲，能防止进食过快和过量饮食，可谓一石三鸟。

最近五谷米也很受欢迎，它是将其他米、麦、粟、黍、豆等跟大米一起煮，操作起来比糙米更容易。五谷米的 GI 是 55，跟糙米一样优秀。

● 煮糙米饭需要注意的地方

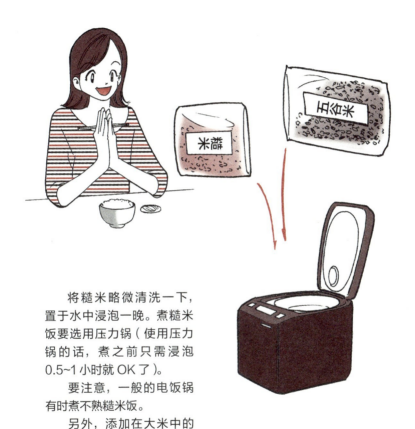

将糙米略微清洗一下,置于水中浸泡一晚。煮糙米饭要选用压力锅(使用压力锅的话,煮之前只需浸泡0.5~1小时就OK了)。

要注意,一般的电饭锅有时煮不熟糙米饭。

另外,添加在大米中的杂粮也应该选用电饭锅能煮熟的类型。

将早上的吐司换成香蕉

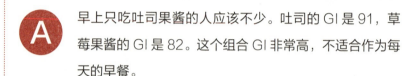 慌乱的早上,理想的早餐是什么?

早上只吃吐司果酱的人应该不少。吐司的 GI 是 91,草莓果酱的 GI 是 82。这个组合 GI 非常高,不适合作为每天的早餐。

用白面烘焙的面包,绝对是高 GI 食品。特别是夹着饱含淀粉的马铃薯沙拉的三明治,还有水果面包,简直是让血糖飙升的罪恶代表。要吃面包的话,请大家选择全麦粉或是黑麦粉做成的低 GI 面包。它们的特征是有淡淡的"褐色"。

为了减轻胰腺的负担,大家一定要坚定信念,不要让早餐催升血糖。可以稍微吃些香蕉、鸡蛋、酸奶等作为能量的来源。然后到午饭前,若是感到肚子饿可以再吃一根香蕉。

● 早餐不要让血糖值上升过高

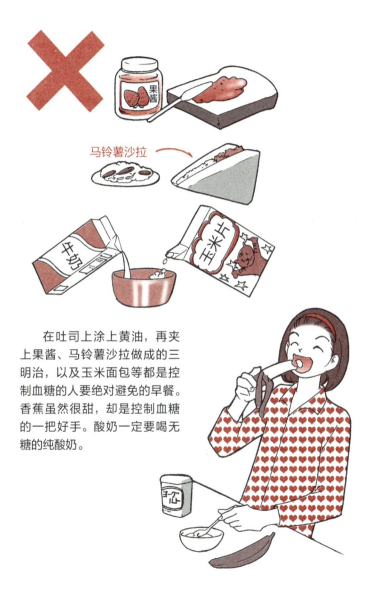

在吐司上涂上黄油,再夹上果酱、马铃薯沙拉做成的三明治,以及玉米面包等都是控制血糖的人要绝对避免的早餐。香蕉虽然很甜,却是控制血糖的一把好手。酸奶一定要喝无糖的纯酸奶。

毫不犹豫地点荞麦面

Q 乌冬和荞麦，该选哪一个？

A 在面食类中，乌冬面的 GI 是 80，而相对的，荞麦面的 GI 是 58，两者之间差距悬殊。跟米和面包一样，不要选择白色，选择深色食品才是上上策。到了荞麦面店就不要吃乌冬面了，荞麦面才是明智之选。

荞麦面里含有一种多酚成分，叫作芦丁，能强化血管、降血压。里面含有的其他成分还能抑制血糖上升，促进胆固醇排出体外。

在其他面食类里，拉面和意大利面的 GI 都属于中等水平，在可容许的范围内。但是无论哪种面的营养成分和糖类都有些失衡，属于容易造成高血糖的食品。希望大家尽可能搭配海藻类或豆制品的菜肴一同食用，汤底则应选择放入大量蔬菜的汤品。

● 荞麦面的 GI 比乌冬面低

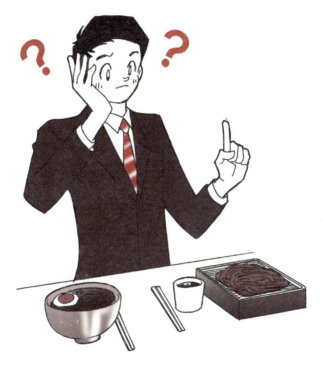

荞麦面在面食类里属于 GI 比较低的食物。

不容忽视的是荞麦面里还大量含有一种叫芦丁的多酚。

如果搭配炸虾,我们最好选择荞麦面,而非乌冬面,不过把面跟蘑菇、鸡肉等较低 GI 的食材组合食用才是明智之选。

把重头戏放在午餐

Q 一日三餐中，哪一顿该饱餐？

A 东亚人的一日三餐中，晚餐是重头戏。但是在欧美，很多人可能会花上两个小时慢慢享用午餐，而晚餐就相对简单吃一点。那么究竟哪种方式才算是科学饮食呢？若从血糖控制的观点来看，后者更科学一些。

饱饱地吃下一顿晚餐后，疲惫的身体已经没有劲儿再去活动了，因此人一般都会在高血糖的状态中入睡。但若是在中午，回办公室时，我们可以稍微绕远多走一点路，工作中也会外出走动，而且午后还会继续活动，血糖值就会以自然形式下降。

如今的很多上班族都是草草地解决午餐，晚餐则是饱饱地吃上一顿富含碳水化合物的食物，可以说跟健康的膳食方式完全背道而驰。

如果想要改善自己的血糖状况，不如学一学欧美人的进餐方式，坐在餐桌前好好享用午餐。富含碳水化合物的食物在白天食用，晚上则食用生鱼片和蔬菜等菜肴就可以了。

● 防止血糖值升高的理想饮食方式

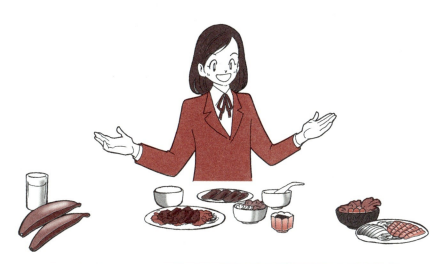

| 早上 | 中午 | 晚上 |

早上

食用香蕉、牛奶或其他不加糖的饮料。市面上销售的果汁饮料中都含有大量糖,一定要引起注意。如果用酸奶来代替饮料,请一定要选用纯酸奶。

中午

可将米饭、面包、面食类等含碳水化合物高的主食安排在午餐。因为午饭后还会进行较多的工作和活动,所以只要不大量食用就OK。

晚上

不食用含碳水化合物的主食,用富含蛋白质的肉和鱼等菜肴来解决。

降血糖实践妙招

吃肉要少量且注重质量

Q 患了糖尿病就不能吃肉了吗?

A 过去的人们一直有一个误解,认为患上糖尿病就不能吃肉了。不过,这种想法现在已经得到了纠正。糖尿病和后备军中有很多人特别爱吃肉,对食用的量和烹饪方法需要一个全新的审视和改善。

在对糖尿病患者的饮食指导中,我们建议少吃雪花牛肉、猪里脊、火腿、香肠。因为这些食品中的饱和脂肪酸很多,会增加血液中的胆固醇,导致动脉硬化。猪小里脊、猪腿肉、鸡脯肉和鸡胸肉都在可选之列,此外一些没有并发症的后备军人群还可以食用适量的牛瘦肉。

希望大家记住,只吃肉不会让血糖值大幅攀升,跟脂肪一同食用才会让热量的摄入量直线上升。在烹饪时,要尽量减少油的用量,将一餐的油量控制在 100ml 以内。选用高品质的肉,从提高满足感上下功夫。

● 脂肪少的肉几乎不会让血糖上升

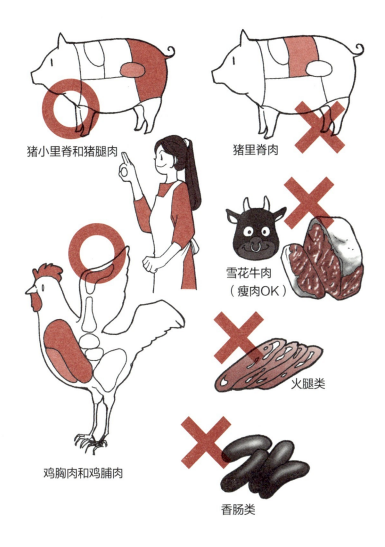

烹饪肉食，首选"蒸""煮"

Q 吃肉时需要注意什么？

A 我们应该尽可能食用低脂烹饪的肉类，烹饪手法上推荐"蒸"和"煮"，也就是笼蒸和涮肉等。

烤肉时使用烤盘和烤网，能较容易烤出油脂。使用平底锅烹饪时，请大家选用不粘锅，并且尽量减少烹饪中油的用量。烹饪过程中出现的油脂也要用吸油纸吸除，这一点很重要。

还有很重要的一点就是，吃肉要跟蔬菜一同食用，100g 肉配 150g 蔬菜即可。在吃肉前先吃一半蔬菜，能延缓脂肪的吸收，防止血脂上升。用海藻类和豆制品做配菜也很适合。

我们可以食用肉，重要的是不要过量。如果午餐吃了肉，晚餐就应该吃鱼等，不要连续吃肉。

● 涮肉和笼屉蒸肉是理想肉菜

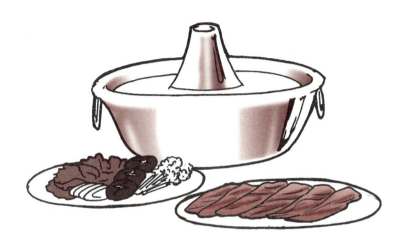

　　肉类通过蒸煮能减少其中的脂肪。还有用烤架、烤网烤肉时也能烤出一定程度的油脂，应该避免的是炒肉和铁板烧。因为用平底锅煎炒肉时必须用到油，这会增加人体油脂的摄入量。

　　这里推荐猪肉火锅和笼屉蒸肉，吃肉的同时还能摄入大量蔬菜，绝对是吃肉的理想选择。

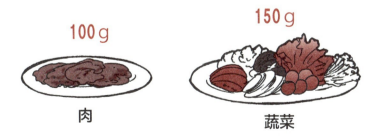

烤肉最好是烤羊肉

Q 烤羊肉比其他烤肉更健康吗？

A 烤羊肉是羊肉料理的代表性菜肴。最近有很多地方的超市货架上都摆上了绵羊肉和羔羊肉，其成分非常引人注目。

羊肉富含对身体有益的营养成分，其中一种叫做肉碱的氨基酸既能促进体脂肪的燃烧，又能燃烧蓄积起来的内脏脂肪。

另一方面，有研究表明肉碱不足会让人产生疲劳感，吃羊肉对消除疲劳感有很好的效果。

此外，羊肉的热量大约是牛肉的 2/3，脂肪含量也比牛肉和猪肉少，另外羊肉的脂肪成分还有一个特征，就是很难生成人体脂肪而囤积下来。

对于被慢性病困扰的一类人来说，烤羊肉是一道值得推荐的佳肴。

● 羊肉远比牛肉和猪肉更健康

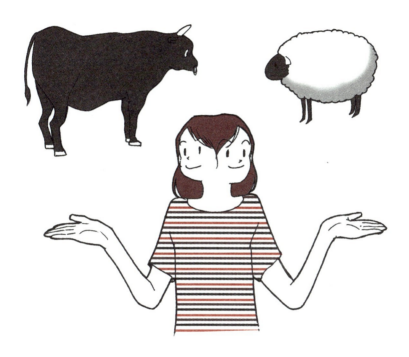

　　羊肉中所含有的可燃烧脂肪的肉碱含量比牛肉高 3~10 倍，热量却只有牛肉的 2/3 左右。除此之外，它还有很多其他优点。
　　羊肉中含有丰富的锌和 B 族维生素，还含有缺铁性贫血患者所需补充的铁，从而提高机体的抗氧化能力，增强免疫力，并促进胰岛素的生成。
　　此外，羊肉的脂肪成分跟牛肉和猪肉比起来更难以囤积在人体中，这也是其优点之一。

苦瓜是糖尿病的民间药方

Q 蔬菜也能降血糖吗?

A 苦瓜是使人长寿的神奇蔬菜,在降糖的食品中可谓是稳居王座。

苦瓜富含维生素B_1、膳食纤维和钾。维生素B_1能提高糖代谢的能力;膳食纤维能够抑制糖分的吸收,防止餐后血糖上升;钾能够排出血液中的废物,预防高血压。

特别值得一提的是苦瓜籽中含有的植物类胰岛素物质。这种成分能起到跟胰岛素基本相同的作用,有降血糖的效果。

通常在烹饪时我们会把苦瓜籽去掉,但在保健食品店里销售的带籽苦瓜茶可以让我们很容易摄取到类似胰岛素成分。

选购苦瓜时,要选表面凸起尖锐、色呈深绿的品种。

● 健康蔬菜之王——苦瓜的成分

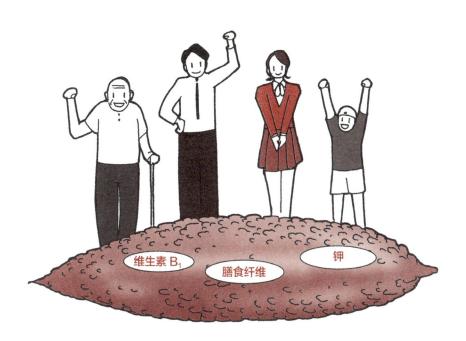

* 100g 苦瓜中主要成分的含量

- 水分　　　　　　94.4g
- 碳水化合物　　　3.9g
- 膳食纤维　　　　2.6g
- 蛋白质　　　　　1.0g
- 脂肪　　　　　　0.12g
- 钾　　　　　　　260mg
- 维生素B_1　　　0.05mg
- 维生素B_2　　　0.07mg

- 烟酸　　　　　　0.3mg
  （促进糖类分解）
- 维生素B_6　　　0.06mg
- 维生素C　　　　76mg
  （是西红柿和黄瓜的五倍以上）
- 维生素E　　　　0.9mg
  （热量 17KJ）

生吃洋葱降血糖

Q 洋葱对高血糖真的有效吗？

A 洋葱是我们日常生活中常见的一种蔬菜，实验证明生吃洋葱有降血糖的效果。

切洋葱时，我们常常会流眼泪，造成这种情况的原因是一种叫葱蒜辣素的成分。葱蒜辣素生食可以发挥它的力量，让血液中的糖代谢更活跃，血糖值也就随之下降。烹饪时要尽量减少洋葱浸在水中的时间，防止葱蒜辣素被析出。

另外，其含有的槲皮素（多酚的一种）同样引人注目。这种成分可以与油结合，将油腻菜肴配上洋葱一起吃，可以促进肠内多余的脂肪的排出。槲皮素可抑制体内糖分的吸收，具有很强的抗氧化作用，对于防治动脉硬化也有很好的效果。

洋葱的健康成分与功效

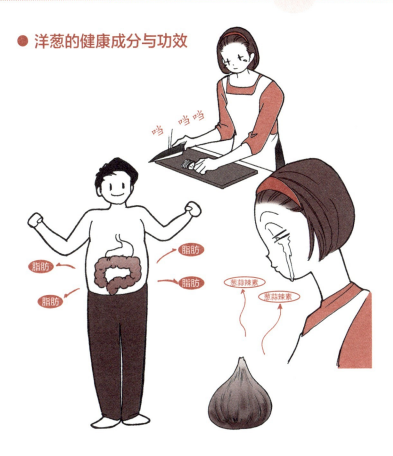

葱蒜辣素

切洋葱时会破坏洋葱的细胞壁,导致其中的硫化烯丙基成分转化为葱蒜辣素。葱蒜辣素能激活胰腺功能,起到降糖效果。

槲皮素

属于一种多酚,可净化血液、增强血管壁和毛细血管的弹性,能有效改善高血脂、高血压和动脉硬化等病症,预防多种慢性病,对过敏致病因素的组胺有抑制作用,从而可有效改善花粉过敏和过敏性皮炎。

控糖之王—灰树花

Q 选择哪种蘑菇更好？

A 大家都知道蘑菇可以抗癌、抗病毒、降血压，是一种健康食材。但就控制血糖来说，灰树花是最好的食材。

灰树花中含有地复仙-D组分（D-franction）和地复仙-X组分（X-franction）两种独立成分。地复仙-D组分（D-franction）能有效提高人体免疫力，另一种成分地复仙-X组分（X-franction）能协助胰岛素将葡萄糖运送到细胞中，这样可以让血糖控制和抑制胆固醇吸收的效果加倍。

地复仙-X组分（X-franction）这种成分易溶于水且怕热，烹饪时不要用水洗，短时间加热快炒。

此外，灰树花中还富含促进糖分分解的烟酸、能生成胰岛素的锌、改善胰腺功能的镁等成分。而且灰树花的热量为零，让我们开怀大吃吧！

● 积极摄入灰树花吧

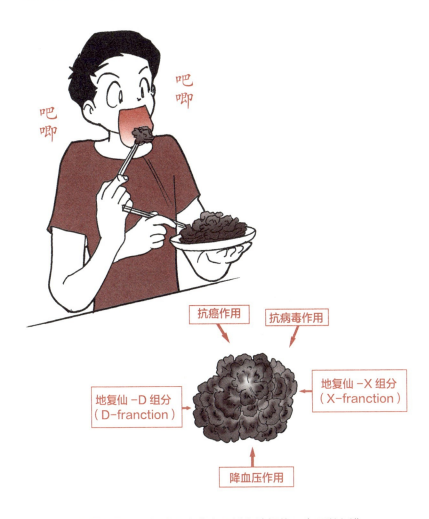

烹饪灰树花，一般来说多裹上面粉入油锅炸，也可以入沸水焯后捞出制作凉拌或沙拉，或加入少量的油来炒肉或金枪鱼罐头，还可以代替金针菇和蟹味菇用来涮火锅或蒸食。

多吃绿、红、白色蔬菜

Q 蔬菜多种多样，哪种该多吃？

A 首先是深绿色蔬菜。菠菜和西蓝花中含有的叶绿素成分具有极强的抗氧化能力，能有效抑制自由基的作用。绿色蔬菜含有的叶酸又称为"大脑的养分"，有减轻疲劳和缓解压力的作用。

另外，在西蓝花中含有丰富的铬，能改善胰腺功能，可以作为常备蔬菜添加到各种菜肴中。

还有一个是红甜椒。其代表成分 $\beta-$ 胡萝卜素具抗氧化能力，能够保护分泌胰岛素的胰腺 β 细胞，有效改善胰腺疲劳状态。

接下来还有豆芽菜。其膳食纤维的含量是等量莴苣的 2 倍。其中 90% 以上是不溶性膳食纤维，它们会伴随糖分和脂肪一起排泄出体外，抑制餐后血糖值的上升。

还有萝卜、南瓜、秋葵等，都是优良的蔬菜，请大家试着找到适合自己食用的品种吧。

● 降血糖的绿、红、白色优良蔬菜

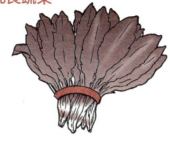
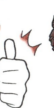
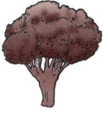
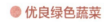

● 优良绿色蔬菜
菠菜、西蓝花等
特别是西蓝花能够改善胰腺的功能。

● 优良红色蔬菜
红甜椒、红辣椒
红色蔬菜中含有的 $\beta-$ 胡萝卜素能够保护分泌胰岛素的胰腺 β 细胞。

● 优良白色蔬菜
豆芽菜、萝卜等
豆芽菜中的膳食纤维会将肠内的糖分和脂肪吸附起来一起排出体外。

膳食纤维宝库——海藻

Q 多吃海藻好吗?

海藻中富含钙、磷、锌、碘等各种矿物质和维生素,是一种优良的营养食品。有研究显示,住在海边的人长寿的原因之一,就是他们习惯于大量食用海藻类。

海带、裙带菜、羊栖菜等大部分海藻中都含有一种名为褐藻糖胶的水溶性膳食纤维,即海藻类特有的黏滑成分。褐藻糖胶除了能有效延缓糖分吸收、抑制血糖升高外,还能吸附消化道中的胆固醇,并促进其排出体外。此外褐藻糖胶还有一个引人注目的作用,就是它能够减少癌细胞的生成。

此外,海藻中还有一种植物,其膳食纤维的含量让人叹为观止,那就是琼脂的原料——石花菜。琼脂的热量虽为零,却又能给人带来饱腹感,是防治肥胖和控制血糖的理想食品。

● 健康食材的"优等生"——海藻

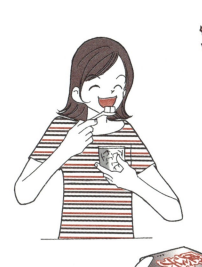

● 裙带菜

用来制作味噌汤或醋腌食物。

● 石花菜

从石花菜中提取而成的琼脂可用于制作蜜豆、豆羹、羊羹、凉粉。

● 海带

大家可以多尝一尝海带做成的菜肴,像薄切海带和海带丝。

● 羊栖菜

大豆炖羊栖菜或是煮羊栖菜饭都是美味至极。

重新认识青色鱼的作用

Q 跟肉相比,应该吃更多的鱼吗?

东亚人的胰岛素分泌量相比欧美人要少很多,对于东亚人来说,以肉类为主的高热量饮食是远非我们身体的器官所能承受的。

所以在这一点上,我们应该借鉴一下古代沿海的人以鱼为主的饮食方式。希望大家关注一下沙丁鱼、鲭鱼、竹荚鱼、秋刀鱼等青色鱼。

青色鱼中含有丰富的EPA(二十碳五烯酸)和DHA(二十二碳六烯酸)等多价不饱和脂肪酸。它们有清洁血液的功能,并能有效降低血脂,还有缓解压力的效果。为了预防多种慢性病,在这里鼓励大家多多食用鱼类。

● 清洁血液、降低血脂和胆固醇的青色鱼

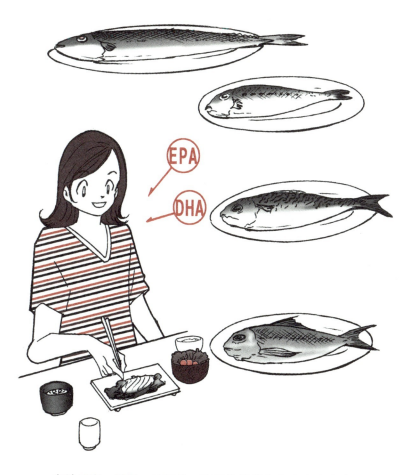

在沙丁鱼、鲭鱼、竹荚鱼、秋刀鱼等青色鱼中含有丰富的EPA（二十碳五烯酸）和DHA（二十二碳六烯酸）等多价不饱和脂肪酸。既能清洁血液，又能有效降低血脂，同时又有缓解压力的效果。

多食鱿鱼、章鱼、贝类

Q 可以吃贝类等海鲜吗？

A 非常推荐大家食用海鲜。例如蛤蜊，它富含一种叫作铬的矿物质，这种矿物质能激活胰腺功能，促使血糖下降。

另外在其他贝类、鱿鱼和章鱼里含有一种叫作牛磺酸的物质分，它不但具有抗氧化的功能，同时还能让肝脏更有活力。

最近有一种叫作虾青素的物质特别引人注意。它是虾、蟹、鲑鱼、鲑鱼子等含有的色素，这种色素原本是青绿色，加热后会变成红色。

虾青素具有极强的抗氧化力。研究证明，虾青素能有效抑制糖尿病、肾病的发展。海鲜类食品，无论是后备军对糖尿病的预防，还是糖尿病患者对并发症的积极干预，都是极好的选择。

● 富含预防糖尿病成分的海鲜

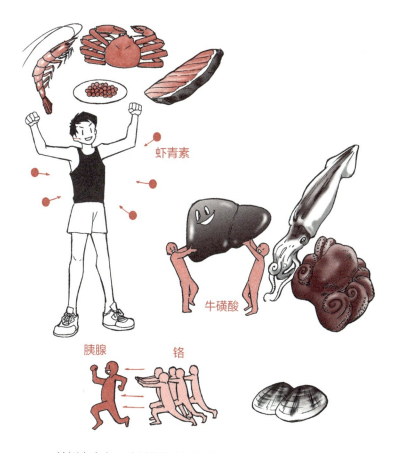

  蛤蜊中含有一种叫作铬的矿物质,这种矿物质能激活胰腺功能,促使血糖下降。
  另外在贝类、鱿鱼和章鱼里含有一种叫作牛磺酸的物质,不但具有抗氧化的功能,同时还能让肝脏更有活力。
  在虾、蟹、鲑鱼、鲑鱼子中含有抗氧化力极强的虾青素。

三大降糖水果

Q 水果中糖分很高，不可以吃吗？

A 很多水果都含有丰富的糖分，因此必须要注意食用的水果种类，且不能过量。这里，向大家推荐三款降糖水果。

蓝莓具有极强的抗氧化能力，能防止老化，同时能强化毛细血管的韧性，对血糖和血压的控制有辅助作用，对糖尿病的预防效果也得到了证实。蓝莓还对眼睛很有好处，因此其能有效预防糖尿病视网膜病变。

猕猴桃的特点是具有极强的抗氧化力。猕猴桃果皮中多酚的含量甚至超过了果肉，因此应该连皮一起放到榨汁机中榨成果汁。

香蕉同样在推荐之列。香蕉中含有维生素 B_2、钾、柠檬酸、褪黑素等物质，特别是钾的含量非常高，是苹果和橘子的 3 倍。钾能有效增进新陈代谢、降低血糖。而褪黑素能去除自由基、抑制胆固醇吸收并提高免疫力。

● 推荐的水果有蓝莓、香蕉、猕猴桃

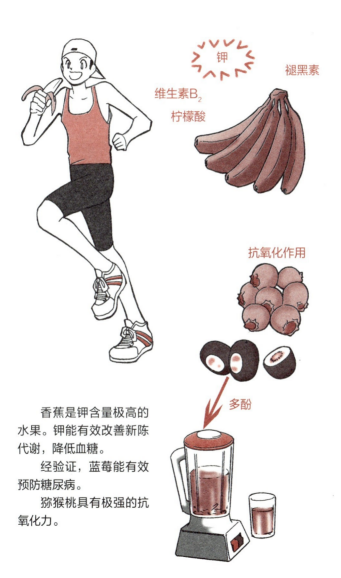

香蕉是钾含量极高的水果。钾能有效改善新陈代谢,降低血糖。

经验证,蓝莓能有效预防糖尿病。

猕猴桃具有极强的抗氧化力。

用橄榄油，不用色拉油

Q　烹饪用油，哪种好？

烹饪用油最好的是橄榄油。优质橄榄油中含有一种叫作油酸的不饱和脂肪酸和多酚。油酸在体内很难氧化，能减少血液中的胆固醇。此外，油酸还能除去自由基。

烹制菜肴时，还推荐大家使用芝麻油和苏子油。特别是苏子油，其主要成分是一种叫作 α- 亚油酸的多价不饱和脂肪酸，有抑制血糖上升的作用。

另一方面，虽然色拉油也属于植物油，但是其含有的亚油酸在体内很容易氧化，因此还是少用为妙。

另外，动物性黄油和猪油等虽然不易氧化，但是会使人血脂升高，因此也要尽量避免使用。

● 建议大家烹饪时使用橄榄油或芝麻油

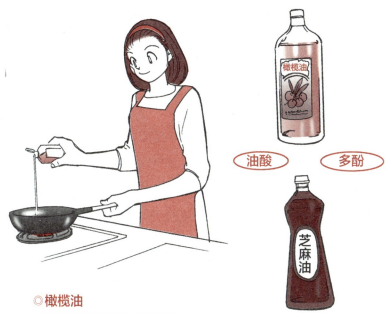

◎ **橄榄油**
- 油酸能降低血液中的胆固醇
- 多酚能去除自由基
- 建议大家选用优质的特级初榨橄榄油

◎ **芝麻油**
- 抗氧化成分很多
- 降血压
- 降低血液中的胆固醇

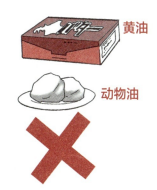

◎ **苏子油**
- 抑制血糖值上升
- 清洁血液
- 降低血液中的胆固醇

在基本调味料上下足功夫

Q 对于每天都要使用的盐、砂糖有什么建议?

只需替换成基本的调味料就能降血糖。

调味料中的盐和糖虽然每次摄入的量很少,但是每餐都会摄入到体内,因此在进行血糖控制的基础上一定要注意。

一方面,要注意的是糖和甜料酒。毫无疑问,这两种调味料都会让血糖值迅速攀升,热量也很高,希望大家在使用时能控制到最小限度。既然这样,何不用低热量的人工甜味剂来代替呢。现在有些甜味剂的甜度跟糖一样,热量却是零。

另一方面,盐虽然属于热量为零的调味料,但是食用过多就会造成高血压。高血压和高血糖都是代谢综合征的致病原因,因此一定要引起注意,不要诱发代谢综合征。高血糖人群食用加工后的精制盐后血糖很容易上升,所以要选用富含矿物质的天然盐。天然盐能够抑制血压上升,对血糖控制也能起到极好的影响。

● 低热量的人工甜味剂和天然盐

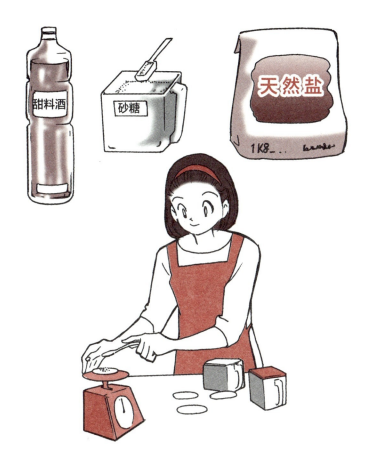

糖和甜料酒会让人的血糖值急剧上升，而且热量很高，因此用低热量的人工甜味剂来代替不失为一种方案。

过量食用盐会导致高血压。

高血压和高血糖很容易诱发其他疾病，因此高血糖人群应该选用矿物质成分丰富的天然盐。

天然盐能够抑制血压上升，起到控制血糖的效果。

醋和咸梅干是佼佼者

Q 酸味食物有特效是真的吗？

醋可使肠道中的葡萄糖吸收减少、减慢，可以有效防止餐后血糖值急剧上升。另外，其富含的醋酸和柠檬酸能够优化糖类代谢，抑制血糖值的上升。

醋和一些时令蔬菜、章鱼等水产类、海带等藻类，以及其他优良食品都很搭，可谓万能选手。条件允许的话，希望大家每天都能吃上一道有醋做成的菜肴。

咸梅干也是酸味食品的代表。其中含有丰富的柠檬酸，在血糖控制上跟醋一样有效。梅子提取物中含有多酚，有缓解疲劳的效果，同时还能优化胰腺功能。

梅子与醋调和而成的梅子色拉酱汁可谓是优点多多的理想调味料。制作起来非常简单，请大家一定要在冰箱常备。

● 能抑制血糖值上升的醋和咸梅干

醋能有效防止餐后血糖值急剧上升,促进糖类代谢。

咸梅干中含有丰富的柠檬酸,能有效控制血糖。

梅子色拉酱汁可谓是最好的调味料。

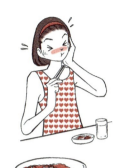

梅子色拉酱汁的做法

材料(2人份)

- 咸梅干…………2个
- 醋…………2小匙
- 酱油…………1小匙
- 糖…………1小撮
- 橄榄油………2小匙

< 制作方法 >

① 咸梅干去核,用菜刀剁碎。

② 将咸梅干和材料中准备的调味料均匀混合搅拌即可。

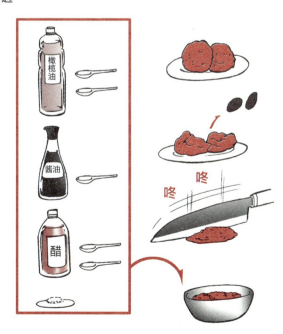

肉桂对高血糖有特效

Q 应该避免食用加了香料的菜肴吗?

A 数千年来世界各地的人们都在使用着香料。事实上,这些香料能有效预防慢性病,并能控制血糖。

特别是肉桂,它可以说是降糖香料的代表。一项调查报告显示,每天都食用1克肉桂的60名糖尿病患者,在连续食用40天后,他们的血糖值、血脂值全都下降了。这是因为肉桂中含有的成分增加了胰岛素的分泌,且提高了糖类代谢的效率。

另外,构成大蒜味道的成分——蒜素被摄入体内后会转化成蒜硫胺,促进糖类代谢,还能有效促进胰岛素的分泌,从而降血糖。姜黄、生姜、辣椒等都是能高效激发代谢活力的香料。

● **控制血糖的香料**

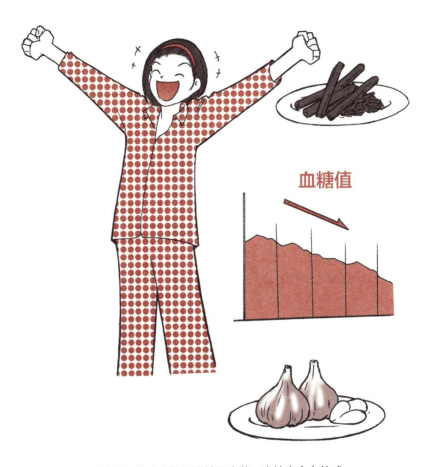

　　控糖的香料代表就是肉桂和大蒜。肉桂中含有的成分能增加胰岛素的分泌,提高糖类代谢的效率。
　　而大蒜中的蒜素成分能够促进糖类代谢,更能促进胰岛素分泌,达到降糖效果。

巧妙应对酒水的小妙招

Q 必须禁酒吗?

A "请您禁酒!"医生往往会斩钉截铁地说出这一句,但是有时候一些应酬上的酒却是不可避免的。与其忍着不喝酒而压力倍增,还不如稍稍喝一点儿。重要的是学会适度享受乐趣。请大家遵守以下约定就可以长期将血糖控制在正常范围之内了。

遵守适量原则。参考右页,决定出每天的上限,按节奏合理分配。

不空腹饮酒。干杯前定要先来点儿小菜。如膳食纤维较多的蔬菜、海藻和醋腌食物等。

不喝闷酒。借酒浇愁通常会导致饮酒过量,一定严禁。

空出肝脏的休息日。后备军每周腾出 1~2 天,糖尿病患者腾出 2~3 天让肝脏休息。肝功能低下会诱发或加重糖尿病。

喝完酒不要立即入睡。喝完酒和吃完饭一样,血糖值会瞬间升高。喝完酒后散散步,让血糖降下来以后再睡觉。

● 一天中适于血糖控制的饮酒量

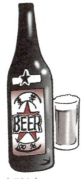

啤酒（5%）
中瓶1瓶（500ml）

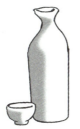

清酒（12%~14%）
180ml

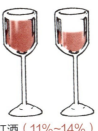

红酒（11%~14%）
一杯半

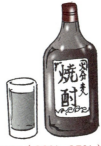

烧酒（20%~25%）
约110ml

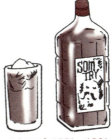

威士忌（40%~43%）
50ml

这些是只喝一种酒时的标准。

并不意味着每种酒都可以喝这么多。

如果超过了这个目标，第二天的饮食就要更加注意，多吃蔬菜、水果等低热量的食物。

※ 括号内指的是酒精浓度

到底该喝哪种酒？

Q 啤酒和清酒对高血糖人群不好吗？

A 酒产生的影响取决于摄入的纯酒精量。所以"啤酒和清酒对身体不好，但是烧酒喝多少都没问题"这种说法是不成立的。一切都要以上一页中介绍的适量原则为基础。

不过，如果非要选的话，建议大家选择红酒。红酒中富含抑制自由基的多酚，能净化血液。调查结果显示，每天喝一杯红酒的人要比完全不喝酒的人患上糖尿病的概率低四成。

同样的，100%麦芽的啤酒中也富含多酚，啤酒爱好者一定要注意酒的成分。但是发泡酒就没有这样的效果。

另外，跟含糖量很高的日本酒及度数很高的威士忌相比，糖分较少，且可以掺入凉水和热水的烧酒更适合血糖的控制。

● 适合的酒、不适合的酒

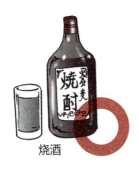
烧酒

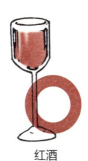
红酒

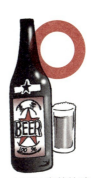
100%麦芽的啤酒

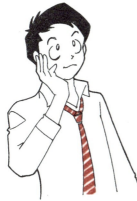

即使是利于血糖控制的酒，也不适合过量地喝，如果超过了115页中规定的"每日饮酒量"都对身体有害。

不过，也不能就此断言说完全不喝酒就是最佳选择。

红酒就是一个例外，现已确认适量饮用红酒能够降低罹患糖尿病的风险。

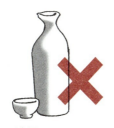
清酒

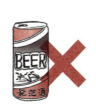
非100%麦芽的啤酒或发泡酒

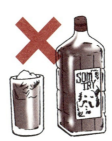
威士忌

把甜食挪到"间餐"

Q 明知不能吃,就是无法抗拒甜食怎么办?

A 肥胖和糖尿病患者中有很多人喜欢甜食。大家都很清楚,蛋糕和点心里含有大量糖分,食用后让体内的血糖值急剧上升。但是很多人都面对着这样一个事实:脑袋里明明知道吃甜食的危害,就是无法抗拒它们的诱惑。

既然这样,倒不如掌握一些不用战胜诱惑的小妙招。

餐后甜点和果汁的问题在于,食用后会让餐后已经升高的血糖进一步飙升。那么,请大家戒掉"餐后甜点",转而养成"甜点间餐"的习惯。

甜味蛋糕和点心的进食时间,以餐后 3 小时左右为宜。当然,大家要减少间餐前后餐饮的量,以调节热量。这就是对 59 页"一日五餐"的应用。这样一来,你就无需戒掉自己最爱的甜食了。

● 以餐后3小时吃甜点为宜

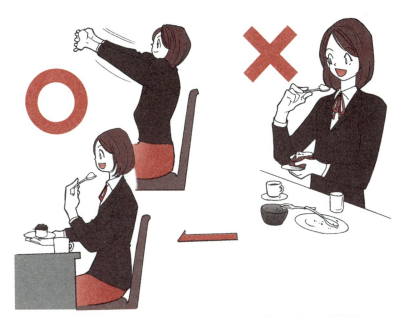

　　有些人在餐后甜点的世界里越陷越深,从而一步步走向了糖尿病的队伍。

　　其实我们无需拒绝自己喜爱的甜食,只是不要在餐后食用甜食,而是在上午10点或下午3点享受一段点心时间,这样更利于血糖的控制。

有益于控制血糖的甜点

Q 什么样的蛋糕可以吃？

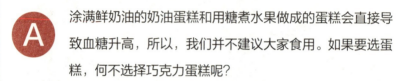

涂满鲜奶油的奶油蛋糕和用糖煮水果做成的蛋糕会直接导致血糖升高，所以，我们并不建议大家食用。如果要选蛋糕，何不选择巧克力蛋糕呢？

巧克力中含有的可可多酚跟红酒中的多酚一样，具有抗氧化作用。请大家尽量选择不加牛奶和糖、口味偏苦的黑巧克力或苦味巧克力。另外还要提醒大家，白巧克力中不含有多酚，是用可可黄油制作而成的，请大家尽量少食用。

人造黄油等油脂中含有大量的反式脂肪酸，用它们烤出来的点心也是禁止食用的。

适合在间餐食用的点心有糖分较少的水果、无糖酸奶、黄豆粉点心、果冻以及盐和糖比较少的豆类点心。

● 巧克力系列要比鲜奶系列更好

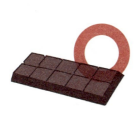

含有大量可可成分的苦味巧克力

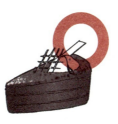

巧克力蛋糕等

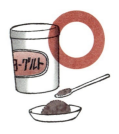

布丁、酸奶上撒上黄豆粉

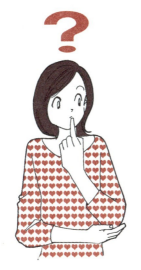

甜食就是指"有甜味的东西"。

对于喜欢甜食的人来说,要求他们"去吃不甜的东西!"实在是太残酷了。

重要的是要想办法用其他成分(多酚等)来弥补甜味(糖分)的不利之处。

多酚含量高的甜点更适用于血糖控制。

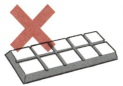

白巧克力

奶油蛋糕等鲜奶类蛋糕

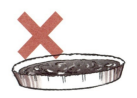

使用大量甘甜水果制成的水果馅饼

零食要买小包装

Q 可以吃薯片之类的零食吗?

A 膨化食品都是油炸制成的,热量很高,盐分也很高,对血压不好。而且薯片还含有大量的碳水化合物,食用后会让血糖立即升高。可以说这是大家应该尽量避开的食物之一。

事实上在2011年,匈牙利为了防止国民肥胖,对膨化食品和饮料等糖分和盐分特别多的食品征收了税,称为"薯片税"。这多少表明了在发达国家,慢性病的风险已经蔓延开来。

如果非要吃零食,请大家选择非油炸且含盐分、糖分都很少的豆类食品。

另外,如果开了封就有可能一次吃完。所以应该每次只拿出要吃的量放在盘子里,或者直接购买小包装的食品。

● **如果无论如何都要吃零食的话……**

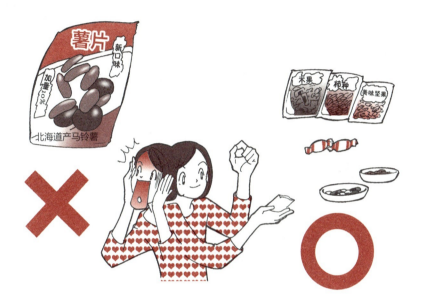

基本上,零食是禁止的。

上面插图中画的"〇"并不代表它们是对身体"好的",只是"马马虎虎"。

跟油炸马铃薯做成的薯片相比,由大米为原料烤制的点心更是"马马虎虎",比如米果和柿种等,吃这些零食时也不要忘了选择小包装。

选择零热量饮料

Q 炎热的夏天里,运动过后该喝些什么?

A 在肥胖者和糖尿病患者中,有很多人经常喝饮料,这种习惯会导致高血糖,我们称之为"瓶装饮料症候群"。

饮料换句话说其实就是糖水。200ml饮料中大约含有15g糖。而且由于饮料中不含有脂肪,这就使得葡萄糖的吸收速度非常快,直接导致血糖上升。在葡萄糖耐量试验中我们就能发现,喝下带有糖的汽水后,血糖一瞬间就升高了。可以说饮料是引发高血糖那些坏家伙中的大前锋。

口渴时选择零热量的水或茶才是最好的。最近广受好评的无糖可乐也是不错的选择。另一方面,一直以健康饮料形象示人的运动型饮料却意外含有大量糖分,并不推荐大家饮用。另外在蔬菜和水果汁中,浓度越低,加入的甜味剂就越多,请大家一定要注意。

● 请选择零热量为零的饮料

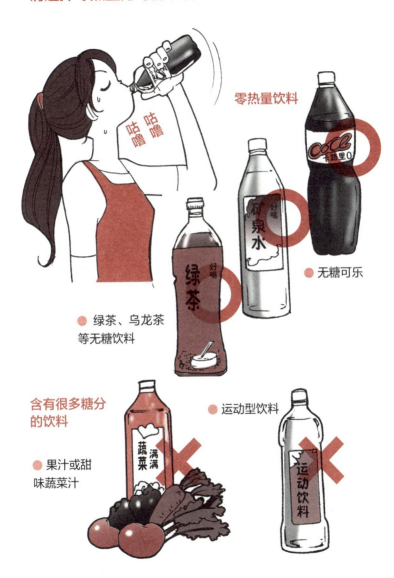

※ 当然，一般的饮料中都含有大量糖分。

请选择标明热量的饭店

Q 在外就餐，需要注意的事项有哪些？

A 在饮食疗法的基础上，如何应对外出就餐是一个很重要的问题。

在家里，大家可以很容易地管理过食和偏食的情况，但是外面餐厅的菜品往往碳水化合物和脂肪都是过剩的，想要控制血糖可谓是难上加难。

想要更好地应对外出进餐，最重要的一点就是能通过菜单推算出大致的热量。一些家庭餐馆最近推出了标记热量的菜单，选择这样的店无疑会有更好的效果。

在此基础之上，还要跟每日摄取热量的账目相吻合。比如说早餐摄入 1674kJ 的寿司，午餐摄入 2929kJ 的炸虾盖饭。对于一个一天应该摄取 6694kJ（参见 65 页）的人来说，晚餐就只能吃不超过 2092kJ 的食物了，这些都可以通过计算来获取。大家一定要下意识地来控制自己的饮食。

● 主要的外餐菜单中的热量

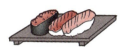
寿司
1674~2343kJ

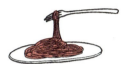
意大利面类
2343~3347kJ

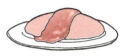
蛋包饭
2761~3347kJ

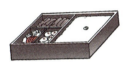
盒饭
2678~3347kJ

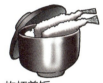
炸虾盖饭
3678~3682kJ

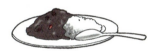
咖喱饭
2343~3012kJ

拉面
1674~2343kJ

猪排盖饭
3012~3975kJ

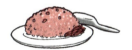
炒饭
2343~3012kJ

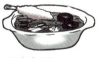
炒乌冬面
1674~2343kJ

亲子（鸡肉蛋）盖饭
2343~2678kJ

不选单品，选套餐

Q 如何能尽情享受外出进餐的乐趣？

A 对于去外面吃饭的人来说，我们建议大家把米饭剩下，并且把油炸食品的外皮剥掉。控制热量固然十分重要，可是如果食不知味就会让大家对饮食疗法产生厌倦情绪。大家不要把这件事想象成减法，而是要转变成加法思维。

首先，不要选择盖饭或拉面等单品，而是选择套餐或配餐。比如说把猪排盖饭换成猪排套餐，就会附上很多圆白菜等配菜以及味噌汤。然后根据饮食顺序法则（57页），先吃下圆白菜和味噌汤，以减缓血糖值上升的速率。饭后如果再散个步就更完美了。

另外，最近在便利店里都能买到裙带菜和醋拌海带。出外进餐时大家不妨养成习惯，在去饭店之前先去便利店买上一包。吃起来很方便，膳食纤维又非常丰富。这是血糖控制最便利的必需品，诚心向大家推荐。

● 不选单品，选套餐

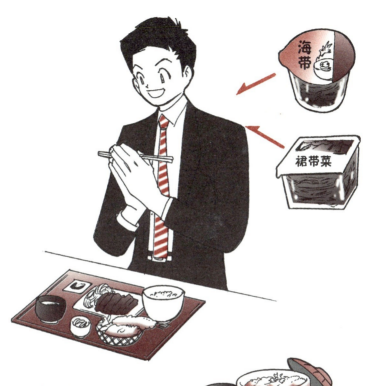

"外出进餐前先吃一点醋拌海带或裙带菜吧"，可是有很多人认为这种做法"脱离实际，不可行"，不能很好地接受。

如果你正为血糖问题而烦恼，那么请你抛开这样的想法吧。

吃了醋拌海带和裙带菜，之后在外进餐时可以稍微放开吃，是一个有效的方法。

专栏 2

饮食疗法复习问答！

在下列饮食习惯中，最不应该的是哪一项？

①跟同事一起去自助烤肉店。将最爱吃的肉饱餐一顿。

②到寿司店招待客户。吃中肥金枪鱼、鱿鱼、贝类等生鱼片，并饮少量掺水的烧酒。

③加班很晚后随便站着吃一碗乌冬面。回家后经过便利店，买来薯片和罐装咖啡来做夜宵。

让我们快快看一看答案吧。

①可能有很多人觉得吃烤肉真是不像话，但其实并非如此。肉的 GI 并不高，不会让血糖值高得出格。吃太多肉会导致肥胖，这一点一定要注意，不过用烤网烤肉会析出一些脂肪，因此也无需对烤肉皱起眉头。

②大家要注意的点是，他们只吃了生鱼片，并没有吃寿司。因为没有摄入任何的碳水化合物，可谓是完美的一餐。本来糖分就很少的烧酒中还掺入了水，对于这种做法我们也要给出极高的评价。

③看上去似乎都是素食，不过赶时间时吃乌冬面是最坏的选择。将高 GI 的碳水化合物快速吃掉，餐后血糖值一定会飙升。而睡前夜宵不管吃什么都是控制血糖的劲敌，这在本章中已经介绍过了。

因此答案是③。大家能理解到什么程度呢？答错了的人请再重新复习一遍第 2 章。

第 3 章

对糖尿病有效的运动和放松

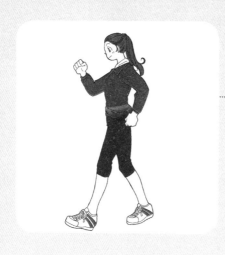

运动疗法降血糖

Q 运动疗法能起到什么样的效果呢？

A 运动疗法中产生的效果有"快速降糖"和"慢速降糖"2种。快速降糖指的是运动后马上就会出现血糖值下降的现象。

因为运动时肌肉需要能量，因此会使用血液中的葡萄糖，致使那一部分的血糖值下降。对于很多高血糖的人来说，餐后血糖升高后经久不下是他们烦恼的根源，而通过运动则能抑制餐后血糖的上升。

另一种慢速降糖是指长期坚持运动后，身体的基础代谢和基础体能都得到改善。肌肉增加后，胰腺功能也随之加强，血糖值很难升高。另外能将血液中的葡萄糖运送到肌肉中的蛋白质也增加了，使得人体能够快速将糖消耗。同时还能消除肥胖，这可是高血糖的天敌，可谓是好处多多。

本章中就向大家说明一些无需勉强也能长期坚持的运动疗法小妙招。

● 运动疗法中值得期待的 2 种效果

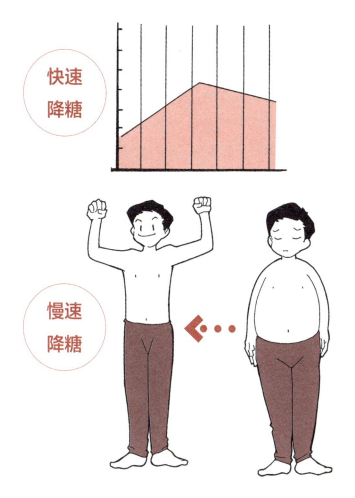

运动疗法中有"快速降糖"和"慢速降糖"两种。
快速降糖是指运动后直接表现出血糖下降。
慢速降糖是指经过长期持续的运动,表现出基础代谢和基础体能的改善。

有氧运动和轻度力量锻炼

Q 做什么运动比较好？

A 适合血糖控制的运动有"有氧运动"和"轻度力量锻炼"。有氧运动能直接降低血糖，具有即效性。一直以来都有一种说法，就是"走路可以治疗糖尿病"。在有氧运动中，走路特别适合控制血糖。其他的像游泳、动感单车、广播体操等也都是值得推荐的有氧运动，不过这些运动有场所、时间、器材上的限制，实施起来可能会有难度。而走路只需要每天下意识地多走路就可以了。这样就做到了有氧运动。

如果再加上轻度力量锻炼，就会出现之前说的慢速降糖效果了。也就是说，如果长了肌肉，就算一动不动也会消耗能量，血糖控制也就能自然向前推进。而且，我们并不需要举很重的哑铃，只要从一些小地方开始就可以。比如在看电视的时候抬抬腿，或是在上下班的车上踮起脚尖站立。

● 运动疗法降血糖

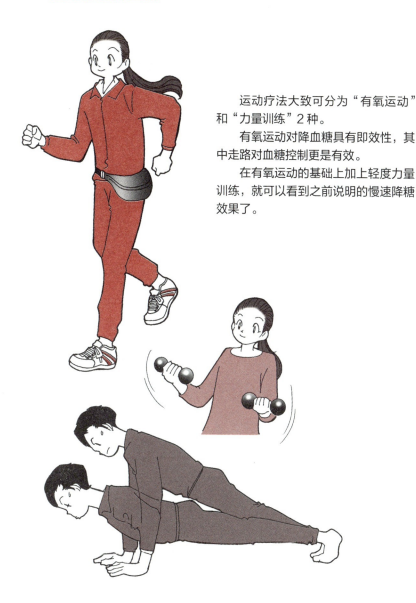

运动疗法大致可分为"有氧运动"和"力量训练"2种。

有氧运动对降血糖具有即效性,其中走路对血糖控制更是有效。

在有氧运动的基础上加上轻度力量训练,就可以看到之前说明的慢速降糖效果了。

一天中最佳的运动时间

Q 运动应在何时？

A 运动最合适的时间是餐后0.5~1小时（最晚在2小时以后）。重要的是将每餐后升上来的血糖尽可能降下去。通常餐后经过半小时后血糖值就开始上升了，瞅准这个时机展开运动能够很快消耗葡萄糖，从而减轻胰腺进行糖代谢的负担。

一天之中，特别是在午餐后，如能轻微运动一下或进行一些消遣活动就太理想了。

相反的，餐前运动基本没什么效果。最可怕的是有些人运动后会喝着啤酒大快朵颐。从公司下班后到健身房去挥汗如雨，回到家里把肚子吃得饱饱的就去睡觉了。这样一来，运动的意义都减半了。

另外，不能在血糖已经升高的状态下睡觉。如果晚餐吃得过饱，或是招待客人时饮酒过量，希望大家能稍微绕个远，或者散步后再回家。

● 餐后 0.5~1 小时是运动的最佳时间

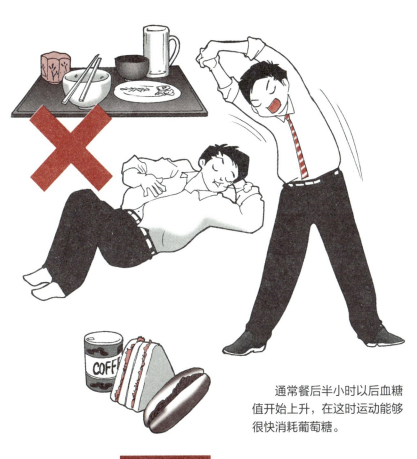

通常餐后半小时以后血糖值开始上升,在这时运动能够很快消耗葡萄糖。

餐后半小时

目标每天 10 分钟 ×3 次

Q 什么运动强度比较好？

A 说起运动疗法，总是给人一种高难度的感觉。突然改变生活节奏并没有那么简单。但是，请大家不要想着自己非要运动不可，或是非要跑步不可，从而把这件事想象得十分困难。重要的是不要勉强自己，坚持下去。

我们常听人说每天要运动半小时以上，其实，每次只要运动 10 分钟以上就会开始燃烧血液中的葡萄糖。所以，"每天 10 分钟 ×3 次"同样能达到效果。这样一想，大家是不是觉得在日常生活中似乎也能做到了呢？

然后还有一点，就像我们常说的："今晚吃多了，稍微多运动一下再睡觉吧"，大家可以根据当天的饮食量，自己按比例来调整运动量，这样一来就更加完美了。

想要长久坚持下去的秘诀就是将运动很好地融入到生活习惯中。只要一点时间就好，每天都要下意识地活动自己的身体。

● 消耗 418kJ 所需的运动和时间（体重 60kg）

▲ 轻量运动

轻散步	半小时左右
轻体操	半小时左右

▲ 稍强运动

走路	25 分钟左右
自行车（平地）	20 分钟左右
高尔夫	20 分钟左右

▲ 强运动

慢跑	10 分钟左右
自行车（坡路）	10 分钟左右
网球	10 分钟左右

▲ 剧烈运动

篮球	5 分钟左右
游泳	5 分钟左右

参考资料：日本糖尿病学会编制《糖尿病治疗指南 2004~2005 年》(文光堂)

无需剧烈运动，走路最棒

Q 跑步和走路哪个好？

A 推荐大家走路。走路这种轻微运动其实是最好的。虽说运动有益身体健康，但是如果运动过猛反而会起到反效果。同样都是有氧运动，像跑步和网球那种剧烈运动会燃烧体内脂肪，增加血压中自由基的浓度。另外，肌肉疲劳会让乳酸在身体里蓄积，导致身体酸性化。

持续走路会消耗血液中的葡萄糖和能量，具有降血糖的即效性。同时能燃烧内脏脂肪，改善血脂和胆固醇的指数。以正确的姿势走路还能改善肩膀酸痛和腰痛，消除压力，防止衰老，其效果令人期待。

走路最大的魅力还是在于它的轻松，只要享受散步的感觉就可以了。从今天开始走起来吧！

● 正确的走步模式

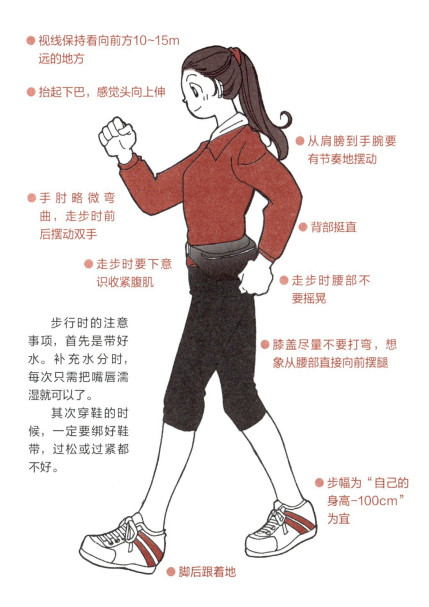

- ● 视线保持看向前方10~15m远的地方
- ● 抬起下巴，感觉头向上伸
- ● 手肘略微弯曲，走步时前后摆动双手
- ● 走步时要下意识收紧腹肌
- ● 从肩膀到手腕要有节奏地摆动
- ● 背部挺直
- ● 走步时腰部不要摇晃
- ● 膝盖尽量不要打弯，想象从腰部直接向前摆腿
- ● 步幅为"自己的身高-100cm"为宜
- ● 脚后跟着地

步行时的注意事项，首先是带好水。补充水分时，每次只需把嘴唇濡湿就可以了。

其次穿鞋的时候，一定要绑好鞋带，过松或过紧都不好。

降血糖实践妙招

巧妙转换运动时间

Q 没有时间，提不起劲来特意去运动怎么办？

A "绕远保健法"怎么样？稍微改变一下以往的上班路线，走一走远路；或是提前一站下车走路回家；再或者去稍远一点的超市看看等；说不定还能发现在附近有一个一直都不知道的公园、便宜的商店……很多新的发现正在等着你，多么令人期待！

如果觉得那样浪费时间，也可以选择"脱离自动扶梯"法。在车站或其他建筑里我们有时需要乘坐自动扶梯，至少在扶梯上我们也应该走起来。长此以往，我们会觉得身体更加轻便，之后再走楼梯也不是什么难事了。上下台阶一分钟就能消耗 25kJ，是一项非常棒的运动。

休息日帮忙做做家务吧。打扫浴室、擦玻璃、晒被子等，这些家务事可以消耗很多热量。也有人因为养狗而养成了散步的习惯。

像这样，只要稍微下点功夫，就能将平常的生活转化为运动。

● 上下班和做家务也能运动

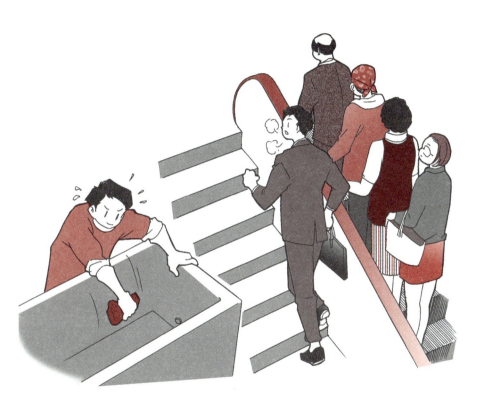

上下班也能运动。

可以在回家的前一站下车,然后走路回家,或是不乘自动扶梯,改走楼梯等,这些方式都能起到运动的效果。

另外,做家务时打扫浴室或擦玻璃等都能消耗相当多的热量。

在家躺着也能锻炼肌肉力量

Q 你是不是讨厌运动又懒得出门？

虽然明知运动对血糖控制有好处，但是却懒懒的不爱动，这里我能充分理解那些想要待在家里无所事事的人的心情。

但是，就算躺在家里也照样可以运动。

比如说，请大家仰卧在床上，把手和脚向上举起、不停摇晃。这种方法叫作"蟑螂式运动法"，运动效果非常好。另外，抱住两个膝盖，以腰为支点左右翻转以锻炼腹肌和背肌。很简单吧？

一边看电视一边举哑铃，或是握住橡胶球都能提高肌肉力量。坐在椅子上时，将膝盖并拢后上下抬腿可以锻炼腿部肌肉。

不爱运动和外出的人要特别注意肌肉力量下降的问题。本章后半部分将为大家介绍一些在家也能做的简单体操，先从简单的开始尝试吧。

● 室内肌肉训练

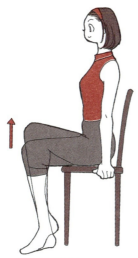

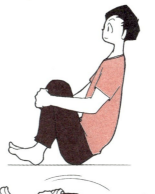

● 椅子体操

坐在椅子上，将膝盖并拢上下抬腿。手放在身体两侧，握住椅子的座面。上下10次为一组。接下来将腿伸出去，左右交替上下抬腿。也是10次为一组。

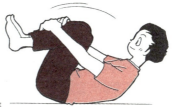

● 不倒翁式体操

仰卧后抱住双膝，上下滚动。隔3次坐起一次，以屁股作为支点，双脚离开床，保持静止。静止5次为一组。

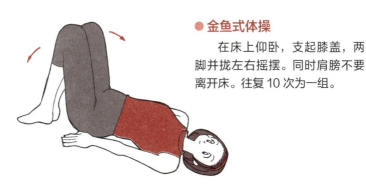

● 金鱼式体操

在床上仰卧，支起膝盖，两脚并拢左右摇摆。同时肩膀不要离开床。往复10次为一组。

上下班时间悄悄在车里锻炼

Q 漫长的上下班时间里有什么可做的吗?

A 当你有了这样的意识,上下班的公交车里也能成为良好的健身房。

在公交车里请尽量站立。公交车的晃动刚好可以作为保持平衡的运动。用脚尖站立能有效收缩脚上的肌肉。

另外,利用车上部的横杆和吊环也可以稍微锻炼一下肌肉力量。从下一页开始,我们会给大家介绍几个方法,请一定参考。

但是,也不需要一直站立。先从站1站开始,然后增加到2站、3站……逐渐将时间延长就可以了。

如果一开始每天都做感觉有些辛苦的话,可以在每周定下2~3天的"车内锻炼日"。不需要一蹴而就,希望大家能毫不勉强地养成一种习惯。

不过,最好还是要避开高峰时段,以免干扰到其他人,运动的同时要遵守礼仪和保证安全。

● 简单的公交车内锻炼

● 拉横杆和按压手掌

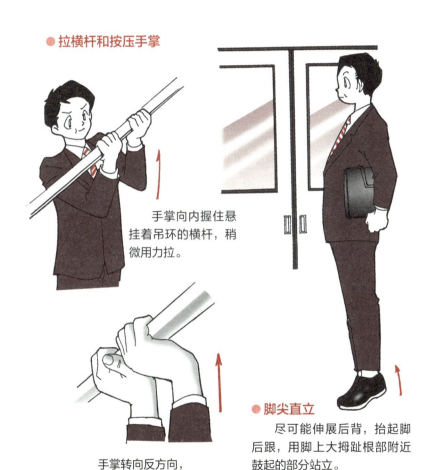

手掌向内握住悬挂着吊环的横杆,稍微用力拉。

手掌转向反方向,握住横杆按压。

● 脚尖直立

尽可能伸展后背,抬起脚后跟,用脚上大拇趾根部附近鼓起的部分站立。

降血糖实践妙招

● 在车厢内，使上半身前倾、后倾

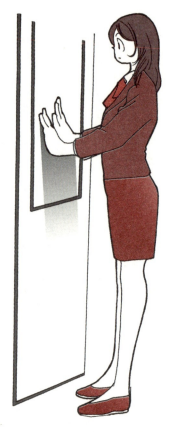

在车身一侧撑住身体，腹部用力让上半身前倾。

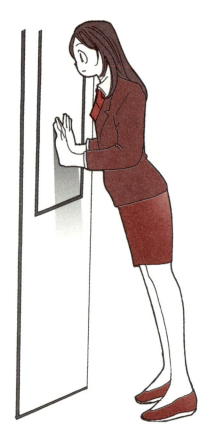

接着用同样的方法让上半身后倾。

第 3 章　对糖尿病有效的运动和放松

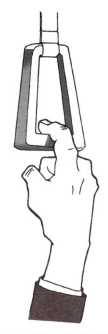

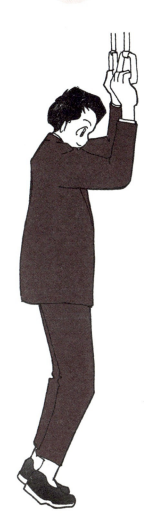

● **公交车内的平衡运动**

让我们在行进中的公交车上处处都能站稳脚跟吧。

首先用一根手指勾住吊环来保持平衡。

接下来试着什么都不要抓，只靠自身来保持平衡。

这项运动能提升人的平衡力，特别能锻炼脚掌的筋骨，同时还能强化大腿和股关节附近的肌肉。

● **两手拉吊环**

用两只手握住吊环向下拉，同时看向肚脐附近以收缩腹肌。

这样做可以锻炼手腕到肩部的肌肉。

不把东西一次性买齐

Q 你是否因忙于家务而无法运动呢？

A 打扫、洗衣、购物、做饭，家庭主妇们每天光是应对这些家务事就需要相当大的运动量了。

在家里多活动身体能够提高基础代谢率，增加能量的消耗，使血糖控制自然进行。如果下意识地把家务看成一种健康锻炼，那么效果一定会更好。比如说，用抹布擦东西时，用到的不只是手腕，而是运用到整个身体，还有收腹效果。男同胞们也一定要试一试。

另外，购物是走路的一大机会。到超市或商业街随便转转就能轻松搞定10分钟甚至20分钟的运动量。在这一方面，我们给出的建议是"不要一次性把东西买齐"。因为如果东西买全了，那么购物的次数自然也就减少了。经常出门购物不仅能买到健康新鲜的食材，还能调节、转换心情。

● 简单的家务锻炼

擦窗平衡站立

从手腕、脚、腰开始，发展为全身运动。
① 右脚站立，右手擦窗。
② 接下来用左手擦窗。
③ 换左脚站立，左手擦窗。
④ 接下来用右手擦窗。

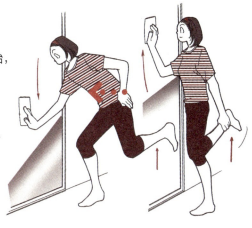

购物袋锻炼法

用装入东西的购物袋代替哑铃做运动，以锻炼上半身和手腕。

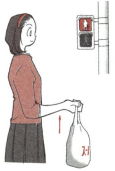

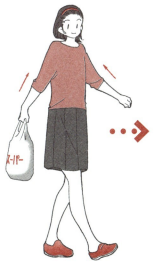

等信号灯时，将手肘弯曲成90度，将手向前伸出提着东西。手腕面朝上，用力让东西保持静止。

身体一侧保持紧绷状态，并直立行走。

降血糖实践妙招

促进糖代谢的手部穴位

Q 有能降糖的手部穴位吗?

A 有报告论证,刺激穴位可有效控制血糖。

很久以前,手背上的腕骨穴就开始用于糖尿病的临床治疗。很多人都知道,按压该穴位对治疗手肘疼痛很有效果,殊不知它还能促进糖代谢,调节内分泌系统的功能。

中冲穴,在手中指末节尖端中央,距指甲游离缘约1分许。可促进人体的血液循环和糖代谢,按压该穴位,人们能够更容易地进行血糖控制。此外,按压该穴位,还能够预防末梢血液流通不畅导致的糖尿病并发症,缓解由高血压造成的胃痛、头痛、眩晕、耳鸣、失眠等症状。

按压该穴位可有效防治血压上升,若想要效果更好,最好先去找专业医生做指导。一般来说,按压手部穴位可随时随地进行,这是其优点。但是自己按压穴位最好还是避免餐前、餐后以及入浴前后,记得要每天坚持!

● 有效防治糖尿病的手部穴位

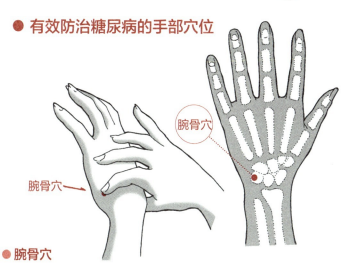

● 腕骨穴

小拇指一侧手腕附近的骨头一端。

刺激方法使用食指垂直按压。

还可以抓起穴位处的皮肤加强刺激，或轻轻捏一捏也可以。一次 5 秒钟，按 10 次。

● 中冲穴

在手中指末节尖端中央，距指甲游离缘约 1 分许。

刺激手法是用大拇指尖垂直按压。

早上和晚上一次按 5 秒钟，各按 10 次。

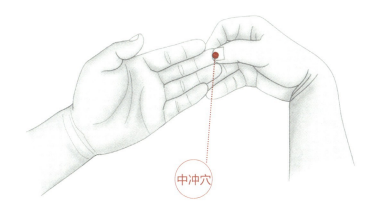

促胰岛素分泌的耳部反射区

Q 有能降血糖的耳部反射区吗?

A 人体有多条经络贯穿耳部,全身的器官组织在耳部都有投影区,可以说是改善身体各种症状的宝地。很多人都知道,耳朵上也有对高血糖有效的反射区。

耳垂上关乎"内分泌系统"和"胃部"的反射区就是其中的代表。

按压"内分泌系统"耳部反射区能有效促进胰岛素的分泌,帮助控制血糖。另一方面,按压"胃部"耳部反射区能够起到控制食欲的效果,对于预防肥胖有很大帮助。每一处要早晚各按压两次,千万不要忘记。

虽说左右两边耳朵分别刺激或同时刺激都没什么差别,不过如果对两边的耳朵刺激相同的次数,可以判断出究竟那一边感觉更好,这样就可以重点刺激感觉更好的一边,效果也就会更加明显。

● 对糖尿病有效的耳部反射区

● 内分泌系统的反射区

在耳垂上,位于耳根边缘内侧。

刺激方法是将 5 根牙签绑成一束,按压时,头部朝手部作用力的反方向使力。

以按 3 秒停 1 秒的节奏反复刺激五分钟。

左右两侧都可以进行,觉得更舒服的一侧可以延长刺激时间。

一共早晚两次。

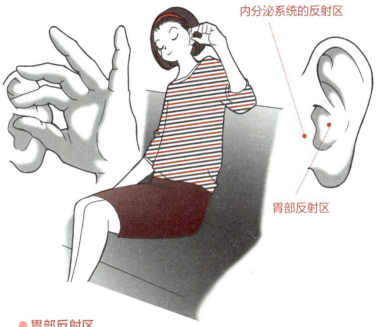

内分泌系统的反射区

胃部反射区

● 胃部反射区

位于耳垂上面的凹陷处。

刺激方法是用食指按 3 秒停 1 秒,然后反复进行。

早晚两次,左右耳各刺激 5 分钟左右。

改善高血糖的脚部穴位

Q 有能降血糖的脚部穴位吗？

A 容易疲劳，夜里多次起夜去厕所的人，建议他们多多刺激脚部穴位。

这些症状是高血糖导致肾功能低下的表现。因此我们需要刺激脚上的穴位来恢复正常的肾功能。

脚腕上的"太溪穴"是为肾经注入生命之源的穴位。刺激太溪穴能够有效改善肾脏等循环系统的问题。

另外，改善足部血液循环能去除由高血糖引起的疲惫倦怠，还能有效抑制口渴。

用左手刺激左脚，右手刺激右脚。如果能加热，效果就更好了。

● 有效防治糖尿病的脚部穴位

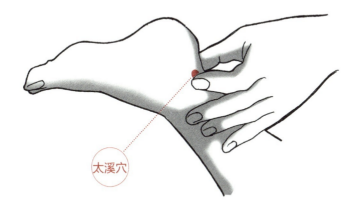

太溪穴

● 太溪穴

位于内脚踝和跟腱之间的凹陷处。

刺激方法是用大拇指指腹慢慢向脚跟方向按。

早晚按2次，按3秒停1秒，一直反复按压2分钟。

左脚的太溪穴用左手按，右脚的太溪穴用右手按，这样效果更好。

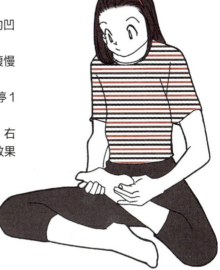

来段"躺下体操"吧

Q 体弱的老年人该怎么办？

A 有时对于一些上了年纪或体弱多病的人来说，运动疗法实施起来相当困难。

我们专门为这样的人设计了一套方案，为大家介绍一种简单有效的体操。

"躺下体操"就像它名字里说的那样，是一种躺在床上就能轻松进行的体操。由抬腿动作和抱膝动作 2 种运动构成。

抬腿动作锻炼的是腿部内侧和外侧的肌肉。一般来说，对于运动不足的人，只要抬抬腿就能切实感受到肌肉的震颤。而抱膝动作则能锻炼人的腹肌。这些运动中要用到的肌肉都是大块肌肉，不需要担心受伤，也很容易看到效果，这正是这种体操的优点之一。

这种体操还能纠正身体脊椎的弯曲。糖尿病患者中很多人都驼背，有些人后背挺直后就连血糖值都得到了改善。

● 躺下体操

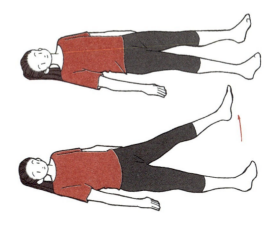

1

将腿打开，与肩同宽。

配合1、2的节拍将左腿向左斜上方抬起30度，喊到3、4时保持静止，5将腿放下。这样重复5次后换右腿。

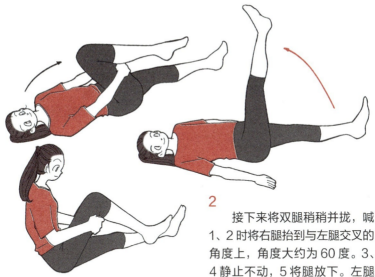

2

接下来将双腿稍稍并拢，喊1、2时将右腿抬到与左腿交叉的角度上，角度大约为60度。3、4静止不动，5将腿放下。左腿也同样活动。

3

仰卧下来，将右腿拉向胸前抱住，保持这种状态起身。然后再仰卧，重复这个动作7~12次。

风雨无阻的"平地踏步"

Q 梅雨季或冬季,无法继续运动怎么办?

A 下雨天或是寒冷的日子里出门真是一万个不愿意,结果走路运动也被迫停止了,相信不少人有这样的经验。

因此,有一项运动一定要推荐给这样的人群,那就是"平地踏步"。

将背部挺直站立,抬腿踏步,让大腿与地板平行,是一项非常简单的运动,大家试试看,一定会达到非常好的肌肉训练效果。大腿前后、屁股上的肌肉、腹部里面的肌肉都会得到锻炼,这就像走路一样能够惠及全身。

运动时下意识进行腹式呼吸能让效果更为显著。如果将呼吸法配合上踏步一起进行能够调节人体自主神经。开始时先做 10~20 次就可以,然后渐渐再增加次数。

● 平地踏步运动

1 背部挺直站立，肩膀放松不要用力。手指、脚趾都伸直。

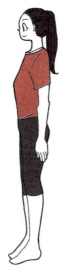

2 抬起右腿，让大腿跟地板平行，左手也抬到跟地板平行的高度。

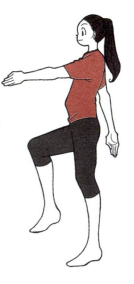

3 交换左右手和脚，先做10~20组。

4 如果大腿抬不高，可以先用手扶着椅背等，这样就可以很轻松地把脚抬起来了。

"搓搓手",胰腺更健康

Q 揉搓手部有效吗?

A 糖尿病患者血液中的糖升高,导致血液循环变差,而揉搓手部可以非常有效地加速血液循环。

手掌上聚集了很多细小的血管,自主神经也从这里通过。自主神经能够控制内脏功能,是非常重要的神经。因此通过"搓手"来刺激神经,可以激活人体各个脏器的功能。

血糖值较高的人们可以参看右页的图示,揉搓跟胰腺相关的自主神经的位置。胰腺功能被激活后,胰岛素的分泌量就会提高,血糖控制也就更容易进行了。请大家按照每天 5 分钟以上的标准揉搓。

手掌上还有很多其他自主神经通过,大家看电视的时候请一定搓一搓、揉一揉。

第3章 对糖尿病有效的运动和放松

● 准确揉按手掌上的穴位

劳宫穴

按压劳宫穴能够舒缓不安和紧张等不稳定的情绪、定气凝神。情绪稳定后，血糖值也会有所下降。

当我们把手掌轻轻握上后，中指尖下，就是劳宫穴的位置所在。

知道劳宫穴的位置后，用另一只手的大拇指稍稍用力按揉。左右手一次各按一分钟，每天按3次。

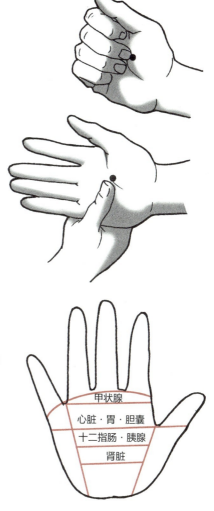

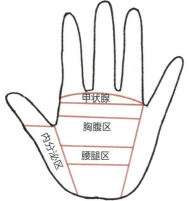

手背　　　　　　　手掌

"揉揉小腿",加速血液循环

Q 揉搓腿部有效吗?

A 按摩小腿和脚掌对促进血液循环有很大的帮助。

血液从心脏这个泵里挤压出来,经由动脉在全身流淌,然后再流经静脉回到心脏。静脉主要依靠肌肉的挤压才能将血液压回到心脏,这种像挤牛奶一样的动作被称为挤乳作用。

小腿和脚掌上的肌肉,除了用来走路,还担任着进行挤乳作用的重大使命,需要逆着重力将血液挤压回心脏里去,因此需要非常大的力量。

针对这个问题,我们提出了"揉揉小腿"的方案。通过揉搓小腿和脚掌,加快全身的血液循环。

在揉搓的同时请大家确认一下自己血液流通的状况。肌肉是否有弹性、是否温热及皮肤是否有弹性等都是检查的重点。

● 揉揉小腿

1

双腿打开坐在地板上,将一侧的膝盖弯曲,使小腿内侧朝上。沿着骨头用手指按压小腿。

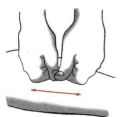

按压小腿时将两手的大拇指重叠用力,感到微痛即可。从脚踝开始慢慢按向膝盖,到了膝盖后再重新按回脚踝。如此重复3次,左右腿都要按。

2

接下来膝盖向外弯曲,使小腿外侧朝上坐好,采用跟步骤1中相同的要领,重复按压小腿的外侧,也是按3次,左右腿都要按。

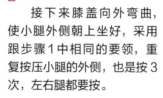

3

坐在地板上,一侧膝盖伸直,另一侧膝盖向内弯曲。用手抓按从跟腱到小腿1/3左右的位置。左右腿各抓按3次。

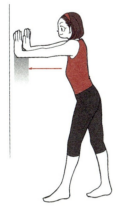

4

跟腱和小腿的训练:

面向墙壁站立,踏出一只脚,两手按在墙上。保持踏出的脚脚掌着地,向前倾压上体,这时跟腱和小腿能同时得到伸展。

专栏 3

轻松应对血糖值记录、热量计算！
灵活运用手机、电脑的应用程序！

最近大家已经可以轻松测量自己的血糖值了（参照 P20、P30）。测量数值后一定要记录，感受着日复一日的变化，会突然迸发出干劲，这就是人类的心理。养成饭后散步的习惯后血糖值下降了！每天只吃八分饱后 BMI 也下降了！当我们能切身感受到这些成效时，也就更有继续下去的乐趣了。

现在我们向大家推荐的是智能手机或电脑上可以使用的血糖管理程序软件。输入测量的血糖值数据，这样可以在日历上确认每天的记录，还能自动绘制出曲线图，总之有很多便利的功能。

另外，用热量计算程序来跟进饮食疗法可谓再合适不过了。从丰富多彩的菜单数据中选择食用了的食物，就可以记录下摄取的热量和三大营养素（碳水化合物、蛋白质、脂肪）各自的摄入量。

网上提供了很多免费软件，请大家一定要去找找看。重点推荐可以用曲线表示的，这样视觉效果比较直观和简洁。

第 4 章

改善日常生活方式降血糖

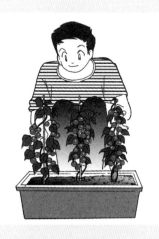

压力累积会使血糖值上升

Q 压力会让血糖值上升吗?

A 将当代人团团围住的压力其实是高血糖的主要原因。压力累积会让自主神经和内分泌系统发生异常。这样一来,糖类代谢就不能顺利进行了,血糖值也随之升高。

再加上压力的累积会发散成过食、偏食、饮酒等方面,导致内脏脂肪型肥胖。内脏脂肪一旦蓄积起来,胰腺的敏感度就会下降,从而引起高血糖。

像这样,压力会从两条路径加速血糖值的上升。在血糖控制中,消除压力是必不可少的。

本章将为大家介绍一些生活习惯方面的小妙招,让大家能够更好地消除压力,只需一点努力就能降血糖。

● 压力检测表

在以下各项中,请确认一下最近一个月的时间里有几项符合。

- [ ] 身体倦怠,做什么都没有干劲。
- [ ] 为了一点小事就会焦虑。
- [ ] 头总是昏昏沉沉的,经常头痛。
- [ ] 吃什么都索然无味。
- [ ] 感到呼吸困难。
- [ ] 有肩膀酸痛、腰疼的烦恼。
- [ ] 眼睛容易感到疲劳,模糊。
- [ ] 手掌和腋下容易出汗。
- [ ] 反复便秘和腹泻。
- [ ] 睡眠质量差,很容易惊醒。
- [ ] 酒量大增,不醉不休。
- [ ] 容易感冒,得上就不容易好。
- [ ] 无缘无故地感到不安。
- [ ] 没有以前注意力集中了。
- [ ] 感到工作上有压力。
- [ ] 有家庭问题。
- [ ] 没有性欲。
- [ ] 觉得跟别人见面很麻烦。
- [ ] 没有特别的爱好。
- [ ] 对未来没有目标和期望。

3个以下	▶ 基本正常
4~6个	▶ 处于轻度压力状态
7~12个	▶ 处于中度压力状态
13~20个	▶ 处于强度压力状态

培养战胜压力的心理

Q 糖尿病跟性格有关吗？

A 从糖尿病患者的类别统计数据中，可以对他们得出这样的印象：自己的意见和情感不外露、责任感强、喜欢照顾人、追求完美。有很多病例都是因为长年来持续的勉强和压抑对健康造成的恶劣影响不断累积，最终导致糖类代谢出现了异常。

正在看书的你是怎样的呢？是不是超完美主义、经常自责、不断反思自己做过的事呢？如果被我猜中了，那么这件事就值得思考一下。

改变性格不是件容易的事，但我们可以养成强大的心理来对抗压力。像柔道中的受身一样，要灵活地避开不好的压力，遵守3个原则："不勉强、充分休息、享受人生。"把这当作改善高血糖的一个环节，稍微把自己解放出来。

● 战胜压力的思考方式

在日常的工作和生活中,肯定难免都会受到压力的侵袭,这些压力会蓄积起来。如果一直保持刚毅的姿态直面压力反而会觉得很累。

我们要学会像柔道中的受身那样,思考如何躲过压力。

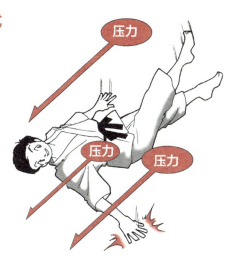

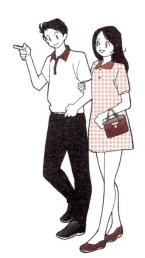

当然,恋爱和健全的人际交往都能将你从工作的压力中解放出来。但是过于热衷交往,或是一些不正当的交往,反而会成为压力的来源,请大家千万注意!

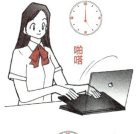

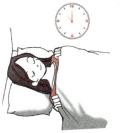

定时结束工作,丰富和充实自己下班以后的时间,保证充足睡眠等,这些都是回避压力的重要因素。

哭哭笑笑降血糖

Q 笑起来血糖会下降吗?

A 开开心心笑上一场,压力就都烟消云散了,相信每个人都有过这样的体验。事实上"笑"有直接降血糖的力量。

笑能降血糖,这一观点被以糖尿病患者为对象的试验中证实了,同时美国糖尿病学会也提出了相关报告。

在实验中,患者们第一天参加了一场关于糖尿病的讲座,第二天则欣赏相声。之后发现患者们第二天的餐后血糖上升值比第一天下降了 2.6mmol/L。

同样的,"哭"也有降血糖的效果。现代都市人的情感一般不外露,很容易累积压力。跟学生时期的朋友谈谈心,或是去看看"催泪"的电影,放肆地哭一场;或者隔三差五地去听听相声、看看搞笑喜剧,无忧无虑地笑,岂不美哉?

● 哭哭笑笑缓解压力

在现代压力重重的社会中,"笑"是非常重要的保健方法。跟朋友或邻居说一些"不着边际的疯话",或是看看电视里的爆笑节目,痛痛快快地大笑一场,一定能排解和驱散压力,这一点已经是不争的事实。

另外,"哭"也同样能起到排解压力的效果。

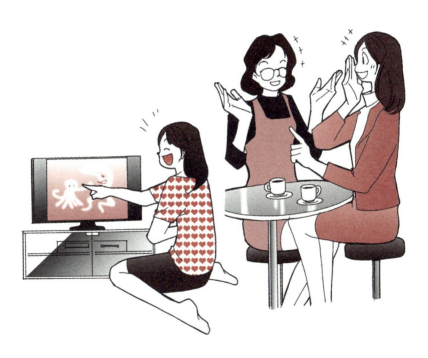

每天刷牙也降糖

Q 牙周炎会引发糖尿病吗?

 最近的试验和研究表明,牙周炎和糖尿病存在着因果关系。

所谓牙周炎,就是牙龈上附着的牙垢所引发的炎症,这种炎症会导致胰腺功能低下,对血糖控制带来消极的影响。

事实上有很多报告显示,糖尿病患者接受牙周炎的治疗后,血糖值下降了。

如果你感到嘴里发黏、口臭严重、牙龈出血、牙龈泛白、咬不动硬东西等情况就要注意了。

牙周炎很难出现自觉症状,所以40岁以上的人要预防牙周炎。建议大家每天饭后刷牙,并定期去医院检查。

● 清除牙垢，预防牙周炎

预防牙周炎最常见、有效的方法就是每天刷牙。

每次用餐后半小时以内刷牙是最为理想的，如果太勉强，就请在早餐后和睡觉前仔仔细细刷上 3 分钟以上。一点点移动牙刷，将牙齿一颗一颗仔细刷干净，如果每颗牙能刷上 3 秒钟就可以去除牙垢了。

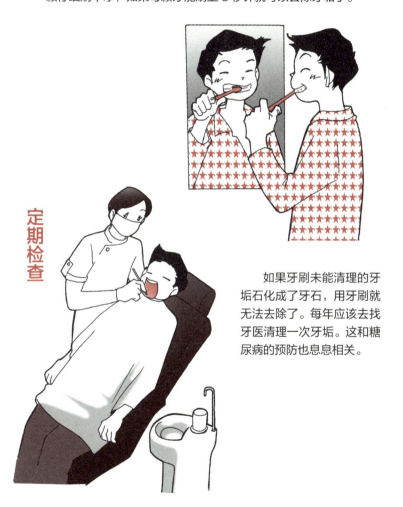

定期检查

如果牙刷未能清理的牙垢石化成了牙石，用牙刷就无法去除了。每年应该去找牙医清理一次牙垢。这和糖尿病的预防也息息相关。

有效改善胰腺功能的泡澡法

Q 泡澡对糖尿病有效吗？

A 泡澡和运动一样可以消耗能量，并能有效改善血液循环，从而促进胰腺功能的改善。泡澡放松也是排解压力的好办法。

泡澡的小窍门是将水温设定在感觉稍微有点热的 38~40℃，在这个温度下副交感神经发挥作用，能起到更好的放松效果。

为了不给心肺造成负担，泡胸口以下的半身浴是最合适的。要避免泡的时间过长，5~10 分钟就可以。

还有，泡澡会夺取身体里的水分，容易让血液变得黏稠，所以泡澡前应该喝 1 杯水。

另外，如果在超过 42℃ 的热水里长时间浸泡会导致血糖上升，大家一定要特别注意。过热的桑拿也尽量少去。

● **降血糖泡澡法**

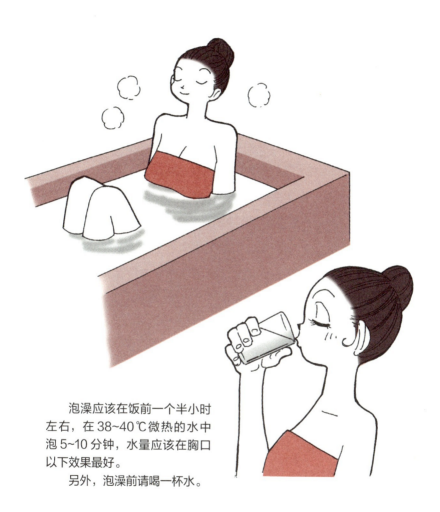

泡澡应该在饭前一个半小时左右,在38~40℃微热的水中泡5~10分钟,水量应该在胸口以下效果最好。

另外,泡澡前请喝一杯水。

先吃饭还是先泡澡

Q 什么时候泡澡最好？

A 泡澡，请在饭前进行吧。医务人员曾在试验中得出了一组很有意思的数据，证明餐前泡澡能够增加胰岛素的分泌量。

右页的图表表明了泡澡前后和餐后胰岛素分泌的关系。从图中我们可以看出泡澡前后胰岛素的分泌量产生了差异，2个小时以后到达了峰值。这个结果显示，餐前泡澡会将胰岛素调整到准备状态，抑制了餐后血糖值的急剧上升。

出现这种效果是因为泡澡带给人体温度上的刺激，加快了内脏的消化活动。淋浴也能起到相同的效果，比如可以在餐前稍微冲个淋浴，然后再睡前泡个半身浴来消除压力……这样一来，改善血糖的泡澡法就更为理想了。

● 泡澡和淋浴与胰岛素分泌量的关系

这个图表表明了泡澡后胰岛素分泌量的增长。

泡澡 60 分钟后,体内胰岛素的分泌量比泡澡前增长了 1 倍,120 分钟后比泡澡前增长了 2 倍。

餐后血糖值在餐后 0.5~1 小时之间开始升高,所以餐前泡澡或淋浴可有效控制血糖。

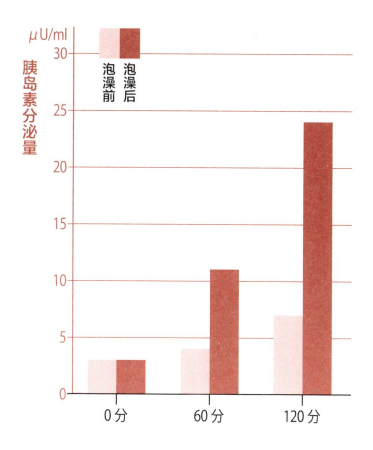

参考资料:青野治朗医生提供

吃完就睡升血糖

Q 晚餐时间过晚不好吗?

A 从前在日本,有一句民谚,说"吃完就睡会变成牛"。原意就是吃完就躺下是一种不好的行为,让大家引以为戒。

话是这么说,不过吃饱喝足后人不免会感到困倦想要躺下。但事实上,从帮助肠胃消化的意义上讲,餐后直接躺下是一件好事。不过,从血糖控制的观点来看,自然是不可取的。

特别是深夜吃了晚餐后,绝对不能任由血糖值处在很高的状态下就直接睡觉。这样做也会导致肥胖。

首先请大家用"变成牛"引以为戒,务必在睡前 3 小时将晚餐解决。如果餐后能进行 0.5~1 小时的轻运动,等血糖值下降后再去睡觉就更好了。

● 睡前 3 小时以内不许吃饭

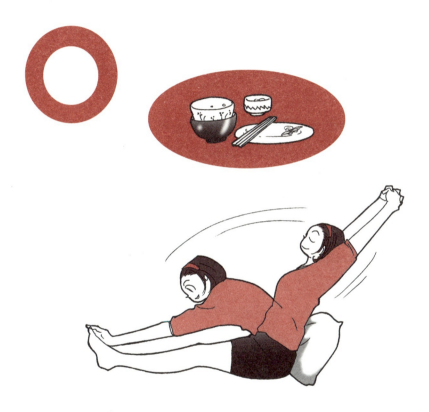

　　为了防止血糖值上升,请大家务必在睡前 3 小时之前将晚餐解决。如果做不到,那么请在餐后运动 0.5~1 小时,等血糖值稳定后再去睡觉。

改善血糖，睡眠要足

Q 持续睡眠浅、睡眠不足会怎么样？

A 在糖尿病患者中，有很大一部分人因为睡眠质量差、睡眠浅而感到烦恼。

一般情况下，人如果没有7~8小时的睡眠就无法从疲劳中恢复过来，内分泌也会出现障碍。长期睡眠不足很容易造成血糖升高，以及出现高血压等症状。

根据每个人的生活节奏，其最佳睡眠时间也不尽相同，从消除压力的角度来讲，优质的睡眠是改善血糖值的必须条件。可以先从改善枕头和床垫等床上物品入手，改善睡眠环境。如果情况十分严重，可以考虑到医院去就诊。

另外有报告显示，一些肥胖的人治好了"睡眠呼吸暂停综合征"后，餐后血糖值飙升的情况得到了缓解。已经表现出症状的人一定要及早治疗。

● 充足的睡眠可以改善血糖值

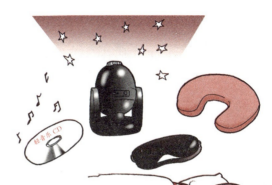

每个人的最佳睡眠时间都不相同,医学上认为 7~8 小时的睡眠时间是必须的。

特别是血糖值较高的人,睡眠不足更是不可以。

想要睡得香、睡得沉,优质且合适的枕头和床垫等寝具不可少,用心营造一个适宜的睡眠环境也是一种手段。

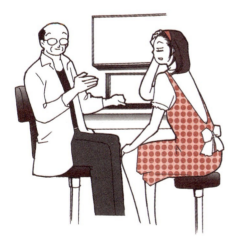

失眠或睡眠差、惊醒等都是极端恶劣的现象。

另外,如果达到了足够的睡眠时间,疲劳却没有得到缓解,说明有可能患上了睡眠呼吸暂停综合征一类的疾病。这时需要大家到医院去就诊,治疗睡眠障碍。

黑咖啡能有效预防糖尿病

Q 我最爱喝咖啡,可是对身体不好,对吗?

A 这么说大家或许会感到意外,不过有研究表明喝咖啡能预防糖尿病。

这是一项以 14600 人为对象进行大型调查后得出的结果。结果显示,每天喝 3~4 杯咖啡的人要比不喝咖啡的人患糖尿病的概率低 30%,而在每天喝 10 杯以上的情况下,男性患病概率要低 55%,女性则要低 79%。

之后的研究表明,咖啡中有一种叫作绿原酸的多酚,能够激发糖类代谢,让血糖值更加稳定。此外,咖啡因还能够刺激胰岛素分泌,增加胰腺的敏感度。

不过这种功效只限于喝黑咖啡。糖和牛奶是不能加的。而且如果已经成为糖尿病了,喝咖啡反而会使血糖升高,因此,对于糖尿病患者不做推荐。

● 咖啡有预防糖尿病的效果

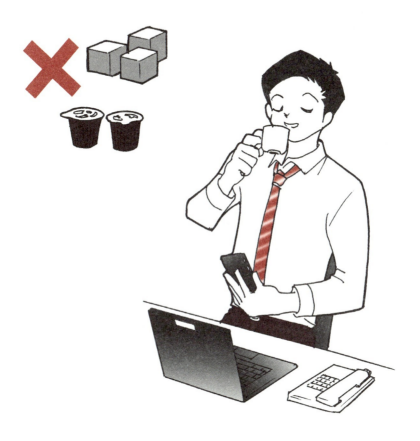

　　过去人们一直认为咖啡是对健康有害的,但是现在咖啡有很多有益健康的功效已经得到了证实。特别是在糖尿病的预防上能发挥很大的效果。
　　不过千万不能加糖和牛奶,只限于饮用黑咖啡。

饭后喝绿茶或四番茶是好习惯

Q 茶有什么功能？

A 在日本人的生活中，饮茶是根深蒂固的传统习惯。

我们随性喝下的绿茶和番茶，其实是控制血糖的有力助手。

绿茶的主要成分儿茶素能够延缓肠道对糖分的吸收，抑制餐后血糖值上升。也就是说，餐后来杯绿茶是非常好的习惯。

此外，初秋采集的四番茶中富含脂多糖（LPS）成分，能迅速处理餐饮中的糖分，降糖效果非常值得期待。

不过脂多糖怕热，请用凉水泡茶。建议大家在泡好后12个小时内将茶喝完，以免影响效果和风味。

进餐中也好，进餐后也罢，或是3点的下午茶，请大家丢掉果汁，一起来喝茶吧。

● 冷水泡四番茶的方法

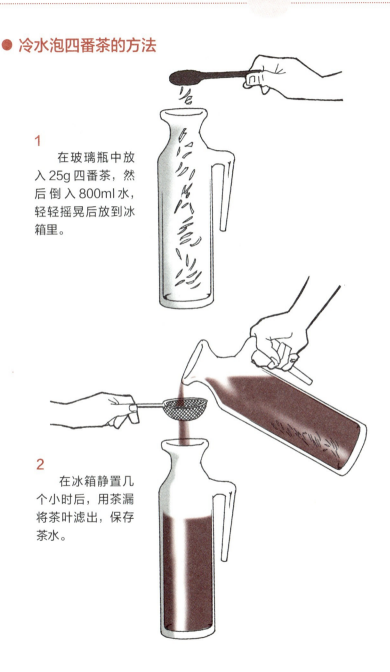

1
在玻璃瓶中放入 25g 四番茶，然后倒入 800ml 水，轻轻摇晃后放到冰箱里。

2
在冰箱静置几个小时后，用茶漏将茶叶滤出，保存茶水。

试一试这些健康茶饮吧

Q 用番石榴叶子泡茶可以少得糖尿病吗?

A 用番石榴叶子泡茶,可作为糖尿病的预防药物。

番石榴是热带水果,其中单宁酸和槲皮素这两种多酚的含量极高。这两种成分能控制肠对糖分的吸收,防止餐后血糖值急速上升。琉球大学的实验结果证实了番石榴茶的功效,从右页的图表中,我们可以看出番石榴茶具有很明显的功效。

另外还有很多茶都很适合推荐来控制血糖。

桑叶中含有一种叫做DNJ(1-脱氧野尻霉素)的独立成分,它能够在肠道吸收糖分前阻止这一行为,因此在餐前饮用可以发挥很好的效果。此外,还有安第斯的雪莲茶、菲律宾的大花紫薇茶、印度传统医疗中使用的匙羹藤茶等一些海外产的茶对辅助治疗糖尿病效果很明显。

● 发酵的番石榴有抑制血糖值上升的作用

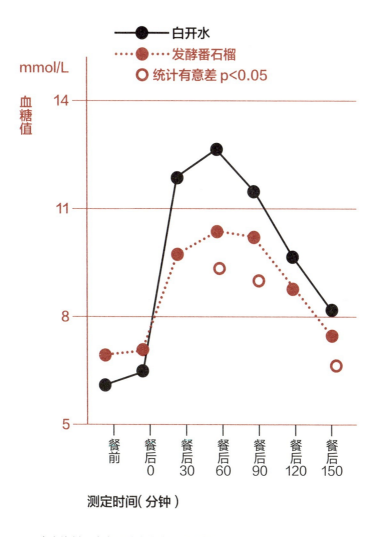

参考资料：来自琉球大学农学部资料。

只需喝水就能轻松减肥

Q 有没有什么省钱又省时的减肥法？

A 在血糖控制中，减肥是必不可少的。有一种减肥方法可以跟饮食疗法和运动疗法结合起来。

那就是只需喝水的"矿泉水减肥法"。每天请分次喝下1.5升的水。随着水分的补给，身体里的废物就会随着汗和尿排出体外，并提高对肠胃的刺激，消除便秘，改善新陈代谢。这样一来，血液会变得更干净，血液循环也得到改善，同时增加了身体里能量的消耗，体重也就随之减轻了。

喝白开水就能起到效果，但如果要补充身体的矿物质、提高对肠胃的刺激，还是矿泉水更适合。特别是喝下含有跟胰岛素一样有降糖作用的钒元素的水后，对血糖控制的效果更好。

第 **4** 章　改善日常生活方式降血糖

● 矿泉水减肥的要点

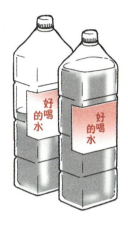

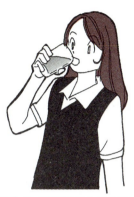

每天分 7~8 次喝下 1.5 升的水（一次大概喝一杯）。矿泉水不要放在冰箱里，常温饮用即可。

睡觉前和睡醒后喝一杯水效果特别好。

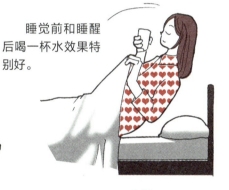

餐前和泡澡前后都不要忘了喝水。

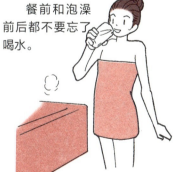

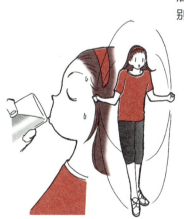

跟饮食疗法和运动疗法并用效果倍增。

191

香烟绝对要戒掉

Q 不吸烟会不会反而囤积更多压力？

 在本章中我们一直强调勉强和忍耐对身体不好，告诫大家一定要舒缓压力。但是，唯独戒烟需要忍耐。因为吸烟需要我们在健康上付出的代价太大了。

减少吸烟量也不可以。即使减少吸烟量或是用低尼古丁香烟来代替，身体也会无意识地吸收尼古丁，实际上尼古丁量并没有减少。

戒烟后的焦虑一般在 24~48 小时后开始出现。如果能克服这种焦虑，身体里的尼古丁就会慢慢消失，4~5 天后尼古丁代谢物质也将消失，一周后禁烟的不适症状就会消失，整个人都变得清爽而冷静。

这种程度的痛苦，大家是不是都能忍受呢？

首先请先彻底戒烟一周，保证会让你觉得饭菜前所未有的香。

只有香烟绝对要戒掉

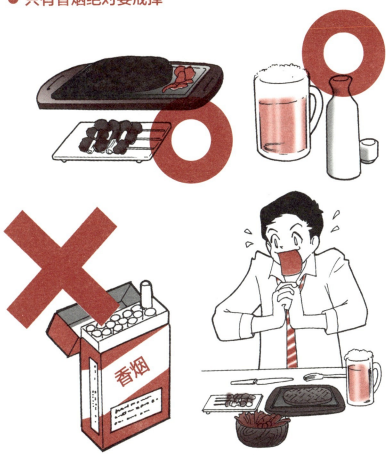

惯于吸烟的人在戒烟后,有很多健康问题都会得到消除或缓解。
状况明显得到改善的是:
① 血液变得清爽,血液循环变得更好。
② 高血压得到缓解。
③ 减轻大脑和心脏的负担。
④ 身体变得轻便,不再咳喘。
⑤ 味觉变得敏锐,感觉饭菜变得更加美味。
⑥ 体臭得到改善。

硫磺泉对慢性病有效

Q 什么样的温泉对糖尿病有效？

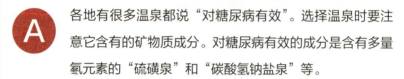

各地有很多温泉都说"对糖尿病有效"。选择温泉时要注意它含有的矿物质成分。对糖尿病有效的成分是含有多量氡元素的"硫磺泉"和"碳酸氢钠盐泉"等。

硫磺泉对高血压和动脉硬化都有效，简直是辅助治疗慢性病的药泉。碳酸氢钠盐泉会让皮肤变得细嫩滑腻，是非常有名的美肌温泉，如果拿来饮用，则可以改善糖尿病的症状。

不过，太热的温泉可能会起到反作用，请大家注意温泉的温度。

在温泉设施中，有一些专门供糖尿病等慢性病患者使用的温泉疗养方案。大家何不觅上一处温泉，顺便来场充电之旅呢？

● 血糖高的人推荐泡硫磺泉或碳酸氢钠盐泉

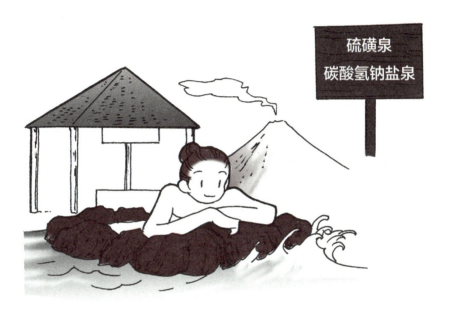

温泉根据其矿物质的不同而有不同的功效。
含有多量氡元素的硫磺泉和碳酸氢钠盐泉对防治高血糖更有效。
温泉除了泡澡还可以饮用,有时候饮用的效果可能会更好。

树木的植物杀菌素可降糖

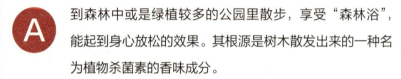

到森林中或是绿植较多的公园里散步,享受"森林浴",能起到身心放松的效果。其根源是树木散发出来的一种名为植物杀菌素的香味成分。

植物杀菌素是树木为了防止害虫靠近而散发的一种自我杀菌成分,这种成分对人的生物机能也会起作用,它能刺激副交感神经,缓解人身心的紧张感,甚至有研究表明其具有降糖功效。

森林浴的主要方式就是走路。说起森林浴,可能有人觉得一定要去很远的地方,其实只要在绿叶树木较多的公园里同样能达到效果。再加上如果有池塘或河流的话,从水中散发出的负离子会让效果加倍。

现在就找一处合适的场所,做一次愉快的森林浴吧!

● 森林浴降血糖

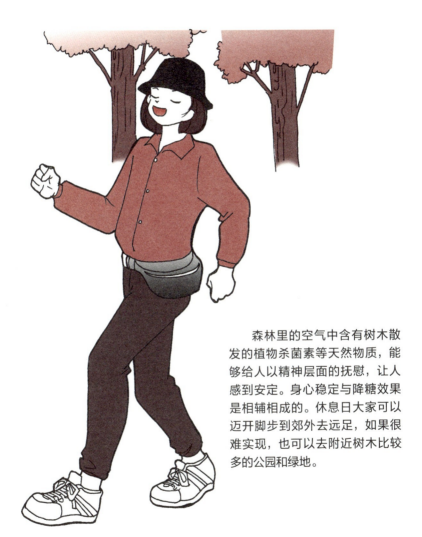

森林里的空气中含有树木散发的植物杀菌素等天然物质,能够给人以精神层面的抚慰,让人感到安定。身心稳定与降糖效果是相辅相成的。休息日大家可以迈开脚步到郊外去远足,如果很难实现,也可以去附近树木比较多的公园和绿地。

已经引入临床的园艺

Q 有什么值得推荐的兴趣爱好吗？

说起每天都能在身边进行的兴趣爱好，我推荐园艺和家庭菜园。

园艺带来的良好影响覆盖了身心两方面，甚至对降糖也有好处。

照顾植物时总需要站起又蹲下，自然会锻炼到下半身的肌肉，促进基础代谢。跟植物和土壤这些自然的东西接触，可以起到放松的效果。看到植物一天天成长起来，开出美丽的花朵，总会抚慰我们的心灵。

基于这些效果，欧美已经开始采取行动，将园艺导入到医疗中。为高血糖而烦恼的人不妨试一试，这样既可以获得运动疗法中的慢性效果，并能消除压力，还能种出饮食疗法中的降糖蔬菜。

在阳台用花盆种植就可以。男士们也可以试试哦！

● 园艺和家庭菜园的效果

跟森林浴一样,将园艺当作兴趣可以让人晒晒太阳,呼吸户外的空气、摆弄土壤等,这些都能促进精神方面的稳定,降糖效果值得期待。

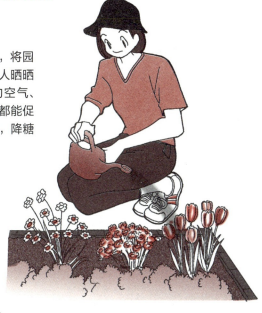

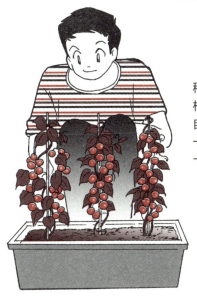

住在公寓里的人在阳台种一个家庭菜园,也能起到相同的效果。而且如果吃到自己亲手种的菜,就算只有一点点,也会让人觉得内心十分充实。

用香味来缓解压力

Q 芳香疗法有效吗?

A 从具有医疗、芳香特质的植物中提取精油,使其融入人体内,称为芳香疗法,这是一种对身心健康和舒缓都有很好作用的自然疗法,在欧洲,自古以来就被应用到了医疗中。

有效的香味成分随着呼吸进入肺中,从肺部毛细血管中融入到血液中,并被运到全身。还会从鼻腔内的细胞中传送到大脑中去,调整自主神经的平衡。涂抹在皮肤上也会有相同的效果。

不同的香味效果也不一样,薰衣草和天竺葵特别能改善胰腺功能,其对血糖值的改善作用值得期待。

此外,还有柠檬、橘子等柑橘类香精,以及对减肥有效的葡萄柚和迷迭香等,大家可以去向店员资询,找到适合自己的香氛。

● 芳香疗法降血糖

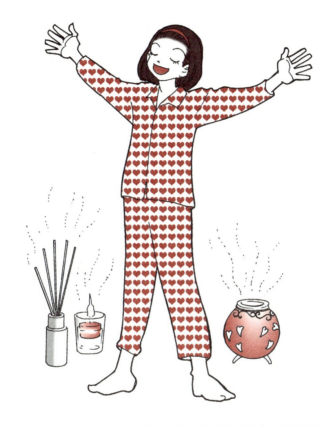

　　一开始可以先尝试对胰腺功能有所帮助的薰衣草和天竺葵，另外有助于放松的甘菊、佛手柑、蜜橘等也都有降糖效果。

　　各种不同的香味都有自己的个性，大家可以到香氛店里尝试各种香氛，来找到自己喜欢的那一种。

　　柑橘系香氛中最受欢迎的要数柠檬挥发精油。

　　如果没有熏香瓶和喷雾器等用具，也可以直接在纸巾上滴几滴，同样能获得身心的安宁。

服用保健品，轻松补营养

Q 有降糖的保健品吗？

A 市面上在售卖的保健品中有很多都有降糖功效。本书中介绍了很多能够帮助降糖的营养成分，包括膳食纤维、镁、B族维生素、多酚等。这些保健品的优点就是只要一粒小小的胶囊就能补充足够的营养。每天从饮食中获取养分是基础，但是如果有人很难进行饮食疗法，或是对药物疗法比较抵抗，可以试着服用保健品。

比如说铬元素能够激活胰腺功能，降低血糖，同时能够降血脂的效果，是一种非常重要的营养元素，但是很难从食物中获取。肝脏、虾、糙米、豆类、蘑菇类中虽然含有铬元素，但是含量都不多，最适合的方法是用保健品来补充。

请大家选择消费者协会认定的保健品，仔细阅读商品标识，在专业医师的指导下服用。

● 能协助血糖控制的保健品

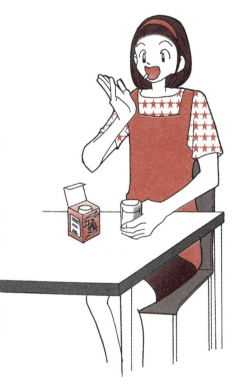

膳食纤维

延缓肠对糖分的吸收，抑制餐后血糖急剧上升。

维生素 B_1、维生素 B_2

协助糖类代谢。一旦缺乏，血糖值很容易上升。

多酚

抗氧化作用很强。能够净化血液，让血糖值保持在正常水平。

镁

改善胰腺功能，降低血糖值。一定要注意不要缺乏镁元素。

锌

是合成胰岛素的材料。对高血糖的人来说特别重要。

用中药改善体质

Q 中药可以代替治疗药物吗?

A 中药能有效改善伴随着高血糖的诸多症状。但是中药的使用不在于即时性,它的目的是促进新陈代谢,改善体质。

与其说中药是为了降血糖,倒不如说是为了让高血糖引起的症状缓解,预防并发症,让大家慢慢调养。

根据糖尿病的症状开出的中成药,可以缓解疲劳和夜间尿频,预防并发症、治疗末梢神经损伤等。

中药处方非常重要,请向中医正确表述自己的症状,让他为您调理。另外,中药还有辅助现代医学治疗的效果。服药前,请先跟主治医生详细咨询。

● 有效利用中药

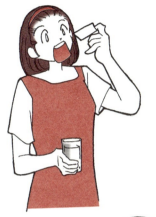

中药也是"药"。如果对其知识不甚了解而错误服用的话，会出现严重的副作用，甚至有危及生命的危险。所以必须要跟主治医生和中医咨询，请他们开出处方。

另外，如果过了应该出现效果的时期却没见到症状有任何改善的话，应该暂停用药，向主治医生和中医咨询。

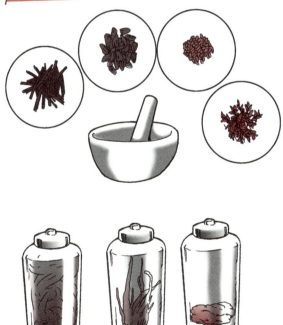

按压穴位，赶走焦虑

Q 有什么方法能很容易地消除焦虑？

A 按压手、脚上的穴位可以消除压力。手腕上的内关穴和足部的行间穴，都是可以消除压力的穴位。

内关穴位于手腕的内侧，这个穴位跟内脏中的消化器官等关系比较密切。感觉胃部刺痛或是压力较大时都可以试着按一按这个穴位。同时按压这个穴位还对食欲不振、腹泻和晕车有缓解效果。

另外，如果感到极端焦虑，突然要爆发出来时，用力按压内关穴能够有效抑制愤怒。请大家将这个作用牢牢记住。

行间穴是在脚背上的一个穴位，能够促进肝脏功能。如果因为一些烦心事或是精神压力导致肝功能下降，产生焦虑，那么这个穴位能有效缓解这一症状。另外还能缓解生理痛等妇科症状。

● 按压穴位平稳压力、驱走焦虑

● 内关穴

内关穴位于手腕内侧，从手掌根部的横纹到手肘方向三根手指（食指、中指、无名指）远端，那里有两根肌腱（像是一种硬筋），而内关穴就在这两根肌腱的中间。一般来说，我们认为内关穴主要用于消除食欲不振，是消化系统相关的穴位。自行按压时，请用大拇指指尖稍稍用力按压。

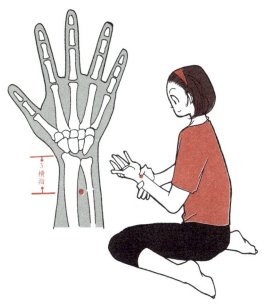

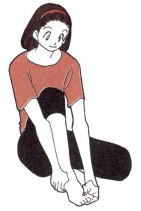

● 行间穴

行间穴位于脚背，在大脚趾和第二个趾头根部之间的位置。一般用来缓解女性生理问题和一些妇科病症状，或是儿童抽筋。自行按压时应用大拇指指尖轻轻按压。

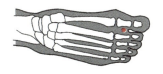